Jan B. Brönneke | Jörg F. Debatin | Julia Hagen
Philipp Kircher | Henrik Matthies

W0193420

DiGA VADEMECUM

Was man zu Digitalen Gesundheitsanwendungen wissen muss

Unter Mitarbeit von
Kai Heitmann | Ecky Oesterhoff | Philipp Stachwitz

Medizinisch Wissenschaftliche Verlagsgesellschaft

Das Autorenteam

Jan B. Brönneke
Prof. Dr. med. Jörg F. Debatin
Julia Hagen
Dr. jur. Philipp Kircher
Dr. rer. pol. Henrik Matthies

Unter Mitarbeit von
Dr. med. Kai Heitmann
Ecky Oesterhoff
Dr. med. Philipp Stachwitz

c/o hih – health innovation hub
des Bundesministeriums für Gesundheit
Torstraße 223
10115 Berlin

MWV Medizinisch Wissenschaftliche Verlagsgesellschaft mbH & Co. KG
Unterbaumstraße 4
10117 Berlin
www.mwv-berlin.de

ISBN 978-3-95466-568-6

Bibliografische Information der Deutschen Nationalbibliothek
Die Deutsche Nationalbibliothek verzeichnet diese Publikation in der Deutschen Nationalbibliografie;
detaillierte bibliografische Informationen sind im Internet über http://dnb.d-nb.de abrufbar.

© MWV Medizinisch Wissenschaftliche Verlagsgesellschaft Berlin, 2020

Dieses Werk ist einschließlich aller seiner Teile urheberrechtlich geschützt. Die dadurch begründeten Rechte, insbesondere die der Übersetzung, des Nachdrucks, des Vortrags, der Entnahme von Abbildungen und Tabellen, der Funksendung, der Mikroverfilmung oder der Vervielfältigung auf anderen Wegen und der Speicherung in Datenverarbeitungsanlagen, bleiben, auch bei nur auszugsweiser Verwertung, vorbehalten.

Die Wiedergabe von Gebrauchsnamen, Handelsnamen, Warenbezeichnungen usw. in diesem Werk berechtigt auch ohne besondere Kennzeichnung nicht zu der Annahme, dass solche Namen im Sinne der Warenzeichen- und Markenschutz-Gesetzgebung als frei zu betrachten wären und daher von jedermann benutzt werden dürften. Im vorliegenden Werk wird zur allgemeinen Bezeichnung von Personen nur die männliche Form verwendet, gemeint sind immer alle Geschlechter, sofern nicht gesondert angegeben. Sofern Beitragende in ihren Texten gendergerechte Formulierungen wünschen, übernehmen wir diese in den entsprechenden Beiträgen oder Werken.

Die Verfasser haben große Mühe darauf verwandt, die fachlichen Inhalte auf den Stand der Wissenschaft bei Drucklegung zu bringen. Dennoch sind Irrtümer oder Druckfehler nie auszuschließen. Der Verlag kann insbesondere bei medizinischen Beiträgen keine Gewähr übernehmen für Empfehlungen zum diagnostischen oder therapeutischen Vorgehen oder für Dosierungsanweisungen, Applikationsformen oder Ähnliches. Derartige Angaben müssen vom Leser im Einzelfall anhand der Produktinformation der jeweiligen Hersteller und anderer Literaturstellen auf ihre Richtigkeit überprüft werden. Eventuelle Errata zum Download finden Sie jederzeit aktuell auf der Verlags-Website.

Produkt-/Projektmanagement: Bernadette Schultze-Jena, Berlin
Lektorat: Monika Laut-Zimmermann, Berlin
Layout & Satz: zweiband.media, Agentur für Mediengestaltung und -produktion GmbH, Berlin
Druck: druckhaus köthen GmbH & Co. KG, Köthen
Titelbild: My Life Graphic/Shutterstock.com
Vorlagen für die Abbildungen: INDEGO GmbH, Berlin

Zuschriften und Kritik an:
MWV Medizinisch Wissenschaftliche Verlagsgesellschaft mbH & Co. KG, Unterbaumstraße 4, 10117 Berlin,
lektorat@mwv-berlin.de

Disclaimer

Dieses Buch schildert die Perspektive der AutorInnen auf den Themenkomplex „digitale Gesundheitsanwendungen" nach 14 intensiven DiGA-Fast-Track-Vorbereitungsmonaten, unmittelbar vor Launch der ersten DiGA. Es ist explizit kein Buch des Bundesministeriums für Gesundheit oder sonstiger öffentlicher Institutionen des Gesundheitswesens, stellt keine Rechtsberatung dar und wurde von den AutorInnen nach bestem Wissen und Gewissen geschrieben.

Vorwort

In historischer Kontinuität zu mittelalterlichen medizinischen Anleitungen (Vademecum) hat das hih-Team DAS Buch für alle mit Entwicklung und Anwendung befassten DiGA-Fans verfasst. Schlank im Umfang, ist das gemeinsam von acht AutorInnen verfasste Werk umfassend in Inhalt und Perspektive. Durchgehender Praxisbezug und Berücksichtigung aller relevanten Sichtweisen (PatientInnen, EntwicklerInnen, MedizinerInnen, Krankenkassen, Finanzierer etc.) spiegeln die im hih gelebte interdisziplinäre Teamarbeit ebenso wie einen kompromisslosen Fokus auf Umsetzung wider. Locker im Ton, homogen im Stil und klar in der Struktur, schließt das DiGA VADEMECUM die oftmals breite Lücke zwischen schwer verständlicher Regulatorik und digitaler Innovation. Es geht um die Transformation vielversprechender Theorie in eine gelebte Versorgungspraxis, die PatientInnen direkt zugutekommt!

Ein Buch wie das vorliegende DiGA VADEMECUM setzt voraus, dass der Innovation der Weg bereitet wurde. Das passiert nicht von selbst, sondern ist das Ergebnis kontinuierlicher, akribischer Arbeit von engagierten und zukunftsorientierten Personen, die ein tiefes Verständnis der aktuellen Versorgungssituation haben und gleichzeitig offen sind für neue Ideen. Die Digitalisierung des Gesundheitswesens braucht Mut und Entschlossenheit. Das hat sich in dieser 19. Legislaturperiode erneut gezeigt.

Neben den politischen Spitzen in Bundestag, Bundesministerien und weiteren beteiligten Behörden und Organisationen, danken wir vor allem folgenden Personen, die das Verfahren mitentwickelt haben und durch ihr ganz persönliches Engagement maßgeblich zum Entstehen des DiGA-Fast-Tracks beigetragen haben (in alphabetischer Reihenfolge): Dr. Jan Hensmann, Dr. Lars Hunze, Christian Klose, Dr. Wolfgang Lauer, Dr. Wiebke Löbker, Dr. Gottfried Ludewig, Sophia Matenaar, Thomas Renner und Thomas Süptitz.

Ohne die kritisch-konstruktive Begleitung durch die Organisationen der PatientInnen, ÄrztInnen, Krankenkassen, der Wirtschaft und die vielen Akteure aus den anderen Bereichen des Gesundheitssystems hätte der Ansatz genauso wenig realisiert werden können. Dank geht daher auch an die vielen GesprächspartnerInnen, mit denen wir uns im vergangenen Jahr so offen, ehrlich und lösungsorientiert austauschen durften. Vor allem aber danken wir den vielen digitalen Innovatoren, die uns durch ihre vielfältigen Ideen kontinuierlich erstaunen und vor allem motivieren.

Dank Denitza Larsen und Christian Nagelstrasser hat das Buch durch Schaubilder und Grafiken deutlich an Verständlichkeit gewonnen. Wir danken Claudia Dirks für ihre umfassende Unterstützung, insbesondere beim Marketing. Ein besonderer Dank gilt der Medizinisch Wissenschaftlichen Verlagsgesellschaft, in Person Bernadette Schultze-Jena und Thomas Hopfe, für die ausgesprochen professionelle Begleitung und die unfassbar zügige Umsetzung dieses Buches.

Geschrieben haben dieses Buch die DiGA-ExpertInnen des health innovation hubs (hih), die ab dem ersten Referentenentwurf des Digitale-Versorgung-Gesetzes (DVG) im Mai 2019 sehr eng das Bundesministerium für Gesundheit (BMG) sowie das für den Fast-Track zuständige BfArM beraten und in der Umsetzung bis heute unterstützt haben. Die VerfasserInnen verzichten dabei auf Autorenhonorare. Denn ja, es geht um die Sache: eine bessere Versorgung der Menschen durch den möglichst breiten Einsatz digitaler Gesundheitsanwendungen!

Das gesamte hih-Team wünscht viel Spaß beim Lesen und Umsetzen!

Berlin im Oktober 2020

Das Autorenteam

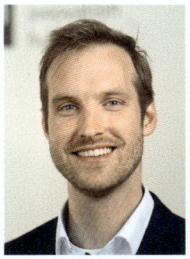

Jan B. Brönneke

Jan B. Brönneke, Jurist und Ökonom, hat bereits beim G-BA und einer auf Medizinrecht spezialisierten Kanzlei als Manager gearbeitet und zuvor am Sonderforschungsbereich 597 „Staatlichkeit im Wandel" der Universität Bremen über die Weiterentwicklung des Health Technology Assessments geforscht. Nun ist er beim hih Experte für rechtliche und ökonomische Fragestellungen.

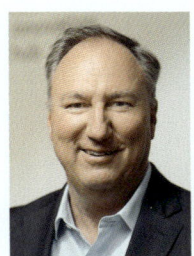

Prof. Dr. med. Jörg F. Debatin

Jörg F. Debatin ist Chairman des hih. Er ist einer der frühesten Digitalisierer im deutschen Gesundheitswesen, der bereits 2011 das Universitätsklinikum in Hamburg-Eppendorf komplett papierfrei machte, später Vorstand verschiedener Medizin-Technik-Unternehmen war und zuletzt globaler CTO bei GE Healthcare.

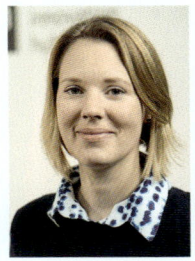

Julia Hagen

Julia Hagen war vormals Digital-Health-Koordinatorin beim bitkom e.V. Sie ist Politikwissenschaftlerin mit Stationen in London und Paris, Expertin für Regulatorik und die politischen Aspekte des Gesundheitswesens, detaillierte Kennerin der Digital-Health-Szene in Deutschland und Wunderwaffe des hih für unmögliche Projekte.

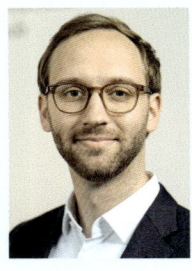

Dr. jur. Philipp Kircher

Philipp Kircher ist Rechtsanwalt und Experte für Datenschutz im Gesundheitswesen, vormals mit Stationen beim BMG und G-BA und bei zwei Berliner Gesundheitsrechtskanzleien – dort mit Fokus auf Digital Health. Im hih ist er zuständig für sämtliche Feinheiten von SGB V und DS-GVO.

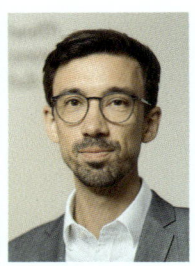

Dr. rer. pol. Henrik Matthies

Henrik Matthies, Seriengründer (Jodel, Mimi Hearing Technologies), ist mit Mimi Pionier digitaler Prävention in Deutschland und einer der ersten Digital-Health-Unternehmer. Davor war er fünf Jahre Manager bei Bertelsmann, Promotion an der RWTH Aachen, jetzt Managing Director des hih.

Zusätzlich beigetragen zu diesem Buch haben aus dem hih-Team:

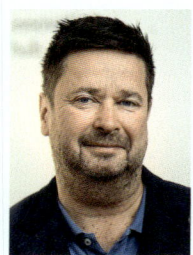

Dr. med. Kai Heitmann

Kai Heitmann ist einer der europaweit renommiertesten Experten für Interoperabilität und internationale Standards. Er ist Arzt und war vor seiner Zeit im hih u. a. bei der Einführung der elektronischen Patientenakte in Österreich, Schweiz und den Niederlanden involviert.

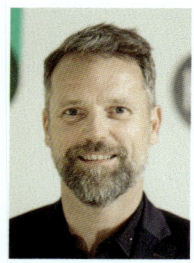

Ecky Oesterhoff

Ecky Oesterhoff ist ein Veteran der Krankenhaus-IT-Welt, zuletzt CIO der BG Kliniken und Produktmanager der HELIOS Kliniken, davor wechselnd Hersteller oder Betreiber von Krankenhaus-IT-Lösungen. Im hih ist er zuständig für alle Krankenhausthemen.

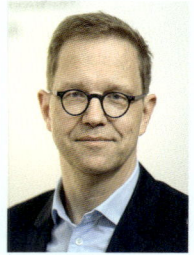

Dr. med. Philipp Stachwitz

Philipp Stachwitz, Anästhesist und Schmerztherapeut, war vor dem hih u. a. für den Aufbau und die Leitung der Stabsstelle Telematik, heutiges Dezernat „Digitalisierung in der Gesundheitsversorgung" der Bundesärztekammer (BÄK) zuständig sowie Berater der gematik und von Gesundheits-Start-ups. Im hih ist er zuständig für den ambulanten Sektor, in dem er zudem weiterhin einen Tag pro Woche als Arzt tätig ist.

Inhalt

„Digitalisierung ist kein Selbstzweck. Sie muss einer besseren Medizin dienen."

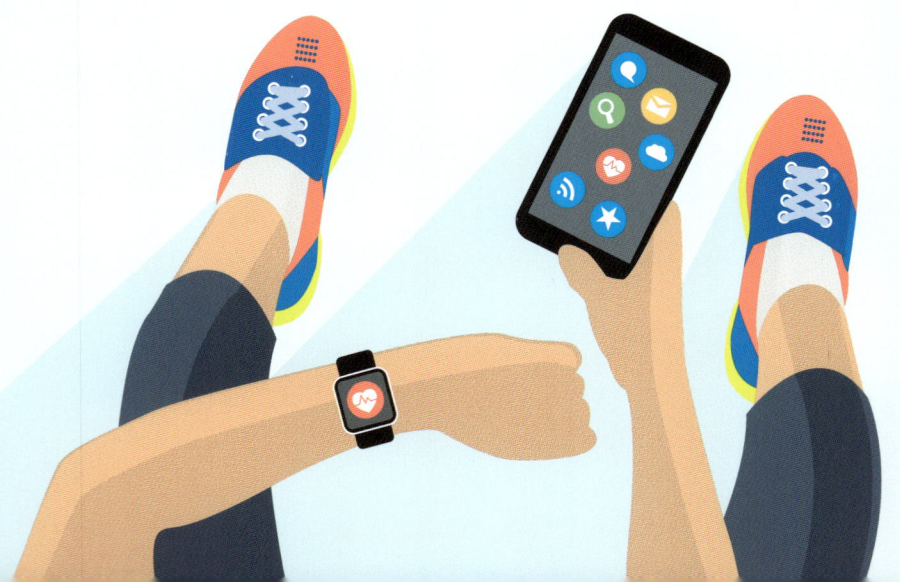

1

Einführung – Digitale Transformation der Medizin

Meine Diagnose, meine Therapie, meine DiGA = Meine Gesundheit!

Rasant wachsende Mengen medizinischer Daten, gepaart mit neuen Möglichkeiten zu deren Auswertung sowie der Begleitung einzelner Therapien in Form von digitalen Gesundheitsanwendungen (DiGA) führen zu einer zunehmend differenzierten Optimierung der medizinischen Versorgung. Digitalisierung ist somit die Basis für eine wünschenswerte Personalisierung bzw. individualisierte Optimierung von Diagnostik und Therapie. Damit tritt die Medizin in eine neue Entwicklungsphase: War medizinische Qualität über lange Zeit vor allem vom unterschiedlichen Können einzelner ÄrztInnen determiniert, folgte in den 70er-Jahren eine Phase zunehmender Standardisierung. Die rasch voranschreitende Entschlüsselung der biologischen Grundlagen menschlichen Lebens schafft nunmehr die Basis für ein differenziertes, durch die Biologie des einzelnen Patienten determiniertes Optimum.

Die damit einhergehende Aufbruchsstimmung erfasst nicht nur BiologInnen und ÄrztInnen, sondern auch IT- und Daten-SpezialistInnen. Denn für eine individualisierte Diagnostik und Therapie müssen mehrere Voraussetzungen erfüllt sein: Neben einem vertieften Verständnis der biologischen Grundlagen und dem Instrumentarium, diese zu entschlüsseln, muss der Zugriff auf erhebliche Datenmengen unterschiedlichen Ursprungs ebenso wie deren Weiterverarbeitung gewährleistet sein. In einem weiteren Schritt können Diagnostik sowie Therapie über Apps oder andere digitale Gesundheitstools, z. B. DiGA, gesteuert und überwacht werden.

Die Verwirklichung dieser spannenden Entwicklung bedarf umfassender regulatorischer Anpassungen. Dabei geht es um eine Balance zwischen medizinischem Nutzen auf der einen, sowie Datensicherheit und Schutz der Privatsphäre auf der anderen Seite. Die tatsächliche Bereitschaft des Gesetzgebers, sich dieser Aufgabe zu stellen, hat der digitalen Transformation der Medizin eine zumindest in Deutschland bislang unbekannte Dynamik verliehen. Dabei wird die Digitalisierung der Medizin neben einem besseren Verständnis der biologischen Lebensgrundlagen vor allem von zwei zentralen, voneinander unabhängigen Entwicklungen angetrieben:

1. Einem deutlich gestiegenen Souveränitätsbedürfnis der PatientInnen auf Basis zunehmender Transparenz und digitaler Information,
2. technologischen Quantensprüngen bei Computing und Datenspeicherung gepaart mit dem ubiquitären Zugang zu Daten über Smartphones.

Gestiegene Patientensouveränität

Angst und Sorge vor Krankheit und Tod haben das Thema „Gesundheit" über Jahrhunderte mystifiziert. PatientInnen „begaben sich in Behandlung", oftmals im blinden Vertrauen auf ihre ÄrztInnen. Durch den Einsatz einer eigenen Sprache trugen die MedizinerInnen nachhaltig zur Mystifizierung der eigenen Heilkunst bei. Transparenz war von PatientInnen nicht gefordert und von den ÄrztInnen nicht gewollt. Der „mündige Patient"/die „mündige Patientin" ist somit ein eher neues Phänomen – ein Phänomen, das sich nicht zuletzt aufgrund der Digitalisierung in vielen Lebensbereichen rasch weiterentwickelt.

Diesbezüglich hat die Corona-Pandemie den Veränderungsprozess erheblich beschleunigt. Das Informationsmonopol der ÄrztInnen wird durch Apps, Bots und andere Tools immer mehr infrage gestellt. PatientInnen sind zunehmend besser informiert. Befragen und Hinterfragen behandelnder ÄrztInnen wird zur Regel. Gleichzeitig erleben die Menschen die Vorzüge der Digitalisierung im Alltag. Die digitale Terminvergabe beim Arzt wird ebenso zum Standard wie Online-Banking oder andere Alltagshandlungen. Direkte Kommunikation mit dem Arzt/der Ärztin, ohne die eigene Wohnung zu verlassen, die elektronische Arbeitsunfähigkeitsbescheinigung, das digital erneuerbare Rezept – auf viele dieser in der Pandemie erlebten digitalen Versorgungsangebote wollen die Menschen auch nach der Krise nicht verzichten. Für medizinische Leistungserbringer bedeutet diese Entwicklung ein deutliches Mehr an „Online"-Angeboten.

Dank digitaler Optionen wird sich die Medizin in den kommenden Jahren grundlegend verändern. Doch, wie andere Technologien derer sich die Medizin bedient, ist auch die Digitalisierung lediglich das Mittel zum Zweck – die technische Grundlage für eine bessere Gesundheitsversorgung der Menschen, durch ein Mehr an Qualität und Effizienz in der Medizin. Ohne das enorme Potenzial der personalisierten Medizin hinsichtlich einer qualitativ besseren Versorgung, und dem Verlangen der Menschen nach Transparenz, Effizienz und Bequemlichkeit wären digitale Technologien reiner Selbstzweck. Der Nutzen für die Menschen prägt den „digitalen Humanismus" bei dem weiterhin der Mensch und nicht die Technologie im Mittelpunkt steht.

Mit dem breiten Einsatz digitaler Technologien wird den berechtigten Ansprüchen informierter PatientInnen auf Sicherheit und Transparenz in Kombination mit einer für den Einzelnen optimierten, also personalisierten Medizin, Rechnung getragen. So tragen digitale medizinische Angebote dazu bei, dass die Menschen im Umgang mit dem Gut „Gesundheit" souveräner und anspruchsvoller werden. Digitalisierung der Gesundheitsversorgung ist kein Selbstzweck.

Quantensprünge in der Digitaltechnologie

Das Cloud-Computing hat eine neue Grundlage für die Nutzung digitaler Technologien geschaffen. Für AnwenderInnen auf der ganzen Welt sind beinahe unbegrenzte Rechenleistung und Speicherkapazitäten verfügbar. Hinzu kommt der ubiquitäre Zugang zu Daten in der Cloud über eine flächendeckende Verbreitung mobiler Endgeräte. Damit ist jeder Einzelne in der Lage diese Technologien für sich und andere zu nutzen.

Für die Dokumentation und Speicherung medizinischer Daten ermöglicht diese technologische Innovation einen fundamentalen Paradigmenwechsel: Hatten medizinische Daten bislang immer einen direkten Bezug zu ihrem Entstehungsort an dem sie in der Regel auch gespeichert wurden, können medizinische Daten nun zentral, unabhängig von ihrem Entstehungsort, also patientenspezifisch gespeichert und verarbeitet werden. Nicht mehr der Ort der Datenakquisition ist ausschlaggebend, sondern die Identität des einzelnen Individuums, von dem die Daten stammen. Sofern berechtigt, ist über mobile Endgeräte zudem jeder in der Lage, diese Daten abzurufen, zu analysieren und weiter zu verarbeiten. Dies schafft die Datenbasis für individuell konfigurierte Apps und weitere digitale Unterstützungstools zur Steuerung und Überwachung personalisierter diagnostischer und therapeutischer medizinischer Interventionen.

Die Cloud-basierte Explosion von Computing Power mit schier unbegrenzten Rechen- und Datenspeicherkapazitäten, gepaart mit ubiquitärem, dezentralem und mobilem Datenzugang sind die technologischen Treiber der anstehenden digitalen Transformation in der Medizin.

Digitale Gesundheitsanwendungen in der medizinischen Regelversorgung

Gestiegenes Souveränitätsbedürfnis der PatientInnen gepaart mit technologischen Quantensprüngen bei Computing und Datenspeicherung und dem ubiquitären Zugang zu Daten haben die Entwicklung digitaler Gesundheitsanwendungen (DiGA) ermöglicht. Im Rahmen einer umfassenden Digitalstrategie des Bundesministeriums für Gesundheit, die die Einführung einer nationalen elektronischen Patientenakte (ePA) ebenso umfasst wie das elektronische Rezept (eRezept), hat der deutsche Gesetzgeber die Möglichkeit geschaffen, DiGA systemkonform in die Regelversorgung gesetzlich versicherter PatientInnen zu integrieren. So werden in Deutschland seit Mitte Oktober 2020 erste DiGA von ÄrztInnen verschrieben und von den gesetzlichen Krankenkassen erstattet.

Um der dynamischen Entwicklung digitaler Innovationen Rechnung zu tragen, wurde eigens ein Fast-Track-Evaluationsverfahren entwickelt. Administriert vom Bundesamt für Arzneimittel und Medizinprodukte (BfArM), beruht die Beurteilung nicht zwingend auf einem vollendeten Nutzennachweis, sondern kann sich zunächst auf die Evaluation einer mit systematischen Datenauswertungen unterfütterten Nutzenhypothese beschränken. Da eine Zertifizierung der DiGA nach der Medizinprodukterichtlinie (Medical Device Directive – MDD) bzw. der Medizinprodukteverordnung (Medical Device Regulation – MDR) ebenso vorausgesetzt wird wie strikte Vorgaben zu Cyber Security und Datenschutz, ist eine schädliche Wirkung der Anwendungen so weit wie möglich ausgeschlossen. Darüber hinaus wurde das Fast-Track-Verfahren zum Ausschluss weitergehender Risiken auf DiGA der medizinprodukterechtlichen Klassen I und IIa beschränkt.

Die konsequente Integration von DiGA in die Regelversorgung in Deutschland ist weltweit einzigartig. Entsprechend aufmerksam wird die Entwicklung von vielen Seiten, nicht zuletzt vom deutschen Gesetzgeber selbst, verfolgt. So geht es in den kommenden Monaten und Jahren vor allem darum, Erfahrungen mit digitalen Gesundheitstools in der medizinischen Versorgung zu sammeln. Im Vordergrund stehen dabei zunächst der tatsächliche medizinische Nutzen der DiGA und die damit verbundene

Akzeptanz bei PatientInnen, ÄrztInnen und TherapeutInnen. Kosten-Nutzen-Analysen werden ebenso Teil einer umfassenden Beurteilung sein, wie die Frage nach Adhärenz und Compliance aufseiten der PatientInnen.

Weitere Schritte, wie die Ausweitung des Zulassungsverfahrens auf DiGA der MDR Klassen IIb und III sowie der Fortbestand des Fast-Track-Verfahrens insgesamt werden direkt von den dokumentierten Erfahrungen abhängen.

DiGA VADEMECUM

In den kommenden Monaten und Jahren steht die Einführung der DiGA als „App auf Rezept" im vorgesehenen gesetzlichen Rahmen im Vordergrund. Die Breite der gesammelten Erfahrungen wird sehr direkt von der Anzahl der entwickelten und letztlich zugelassenen DiGA abhängen. Und das bringt uns zum Sinn und Zweck dieses Buches.

Verfasst als schlanke Anleitung von Konzept über Zulassung bis zum erfolgreichen Produkt, ist das DiGA VADEMECUM als Unterstützung für die Entwicklung und Verbreitung digitaler Gesundheitsanwendungen konzipiert. Es ist eine Anleitung für Anwendungsentwickler von Start-ups bis etablierten Unternehmen. Indem die notwendigen Schritte von der Idee bis zur erfolgreichen Markeinführung klar umrissen sind, schafft das DiGA VADEMECUM auch wertvolle Einblicke für Finanzierungspartner aus dem Venture Capital und Private-Equity-Bereichen sowie mögliche Vertriebspartner aus den Pharma- und Medizintechnikbranchen. Interessant ist das Werk auch für VertreterInnen der Krankenkassen, die sich mit der Abwägung von Nutzen und Kosten befassen. Letztlich schafft das DiGA VADEMECUM wertvolle Einblicke für ÄrztInnen und TherapeutInnen, die nicht nur lernen wollen DiGA sinnvoll zu verschreiben, sondern auch mit deren digitalen Output im Interesse einer besseren Gesundheitsversorgung ihrer PatientInnen umzugehen.

Das Vademecum, lateinisch für „Geh mit mir!", ist ein seit dem Mittelalter etabliertes Format. Es steht für ein handliches Buchformat, das als praktischer Begleiter mitgeführt werden kann. Im Mittelalter zunächst für theologische und liturgische Schriften verwendet, etablierte sich das Format vor allem für medizinische Handbücher. Vom Vademecum der speziellen Chirurgie und Orthopädie (Ziegner 1919), über das Vademecum für Pharmazeuten (Schmidt-Wetter 1975) bis hin zum Vademecum für die Onkologie (Schleucher et al. 2015) hat das Format nicht an Relevanz verloren. Wo im Mittelalter Aderlass, Harnschau und heilsame Kräuter thematisiert wurden, ist heute die digitale Medizin Gegenstand des Vademecums.

„Das deutsche Gesundheitswesen ist komplex – nicht nur aufgrund der Regulatorik."

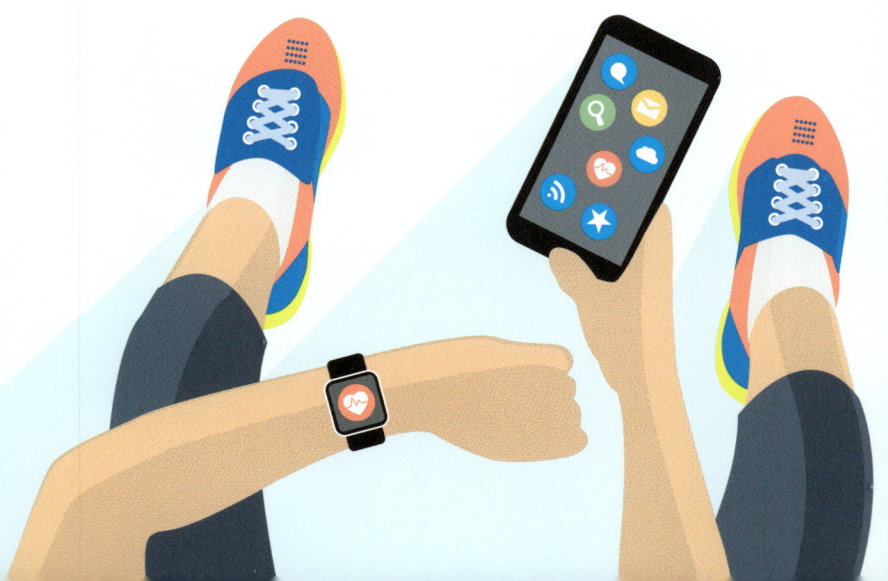

2

Ich habe doch keine Zeit!
Ein Überblick

Mit dem DiGA VADEMECUM möchten wir die gesamte Bandbreite an DiGA-Themen aus unterschiedlichen Perspektiven des Gesundheitswesens adressieren. Dabei müssen wir Autoren uns nicht auf die Theorie beschränken, sondern können auf unsere jeweiligen Erfahrungen zurückgreifen, die wir vor dem hih im (inter-)nationalen Gesundheitswesen gesammelt haben. Neben der Beratung von Unternehmen in der Praxis umfasst das insbesondere eigene Gründungserfahrung. Diese Erfahrung lehrt: Wer eine digitale Gesundheitsanwendung entwickeln will, muss die verschiedenen Themen in der Breite UND Tiefe durchdringen. Dieses Kapitel zu lesen, wird daher nicht reichen. Pardon. Aber um schneller zu finden, was man sucht, soll im Folgenden ein kurzer Überblick über die folgenden Kapitel gegeben werden. Denn uns ist klar, dass neben der Regulatorik eine ganze Palette an Aufgaben und Herausforderungen auf GründerInnen wartet, die zumeist parallel gemeistert werden müssen: seien es die Entwicklung des ersten Prototypen, Sicherung der Finanzierung, HR, Steuern, Recruiting, Office Hunting und all die anderen Themen, die ebenfalls volle Aufmerksamkeit erfordern. Doch ohne die in diesem Buch geschilderten Themen wird deine DiGA nicht erfolgreich in das deutsche Gesundheitswesen gelangen.

Das Gesundheitswesen ist neben dem Finanzsektor der am stärksten regulierte Markt in Deutschland und das aus gutem Grund: Es geht um eines der höchsten Güter, die wir haben – die Gesundheit. Nicht alle Hürden sind notwendig, einige wurden von den UnternehmerInnen errichtet, die 20–30 Jahre vor dir hier gestartet sind, erfolgreich wurden und Konkurrenz, u. a. innovative, digitale Konkurrenz raushalten wollen. Aber die ganz überwiegende Mehrheit der Regulierungen gewährleisten, dass deine und alle anderen Produkte und Dienstleistungen rund um die Gesundheitsversorgung sicher, hochwertig, und wissenschaftlich nachgewiesen wirkungsvoll sind und darüber hinaus äußerst sensibel mit den anvertrauten (Gesundheits-)Daten umgehen.

Du wirst dieses gesamte Buch durchlesen müssen, um die Zusammenhänge in der Tiefe zu verstehen. Da gibt es keine Shortcuts. Einiges davon ist notwendige, manchmal zähe Regulatorik. Vieles ist aber (hoffentlich) pragmatisch geschrieben, um Menschen wie dich rascher in die Lage zu versetzen, gute, innovative DiGA an den Start zu bringen, die vielen Tausenden, womöglich Millionen Menschen den Umgang mit ihrer Krankheit erleichtern. Denn darum geht es.

Kapitel 3 Zeitenwende im deutschen Gesundheitswesen

Warum gibt es plötzlich einen Fast-Track, wie wird die Digitalisierung von ÄrztInnen, Krankenkassen, Krankenhäusern und PatientInnen wahrgenommen? Welche Digitalisierungsprojekte im Gesundheitswesen stehen sonst noch an?

Bis 2016 gab es keine praktikable Möglichkeit DiGA im Rahmen der gesetzlichen Krankenversicherung in den Markt zu bekommen. Seit 2018 wird ein Feuerwerk digitaler Gesetzesvorhaben an den Start und in die Umsetzung gebracht. Krankenkassen haben früher als alle anderen Akteure DiGA erprobt, in Abwesenheit passender Regulatorik zumeist aber aus Marketingbudgets. Die übrigen Akteure sind eher skeptisch, auch weil Technik im Gesundheitswesen nicht immer einlöste, was sie versprach. Neben DiGA wird es ab 2021 eine elektronische Patientenakte für alle gesetzlich Krankenversicherten (> 70 Mio. Deutsche) geben, die ein neues digitales Gesundheitsökosystem etablieren könnte. Und dann kommt 2022 flächendeckend das eRezept.

2 Ich habe doch keine Zeit! Ein Überblick

2

Kapitel 4 Hallo, ich bin neu hier, wie funktioniert das deutsche Gesundheitswesen?

Im Gesundheitswesen sind KundInnen oder User (fast) nie derjenige, der zahlt. Und der User bekommt seine DiGA nur, wenn er sie von Leistungserbringern (ÄrztInnen, PsychotherapeutInnen) verschrieben bekommt, die als Gatekeeper einen Mehrwert in der Verschreibung sehen müssen. Wie Zahlungsströme und Kundenbeziehungen funktionieren, regelt zum Großteil die Selbstverwaltung aus Krankenkassen, Ärzteschaft und Krankenhäusern. Außerdem gibt es noch Kommunen, Bundesländer und den Bund, die auf unterschiedlichen Ebenen Einfluss auf all das nehmen. Und dann gibt es zwei weitgehend isolierte und komplett unterschiedlich funktionierende Märkte: den ambulanten und den stationären Sektor. Es ist kompliziert, aber ohne ein zumindest rudimentäres Verständnis der Zusammenhänge geht es eben nicht!

Kapitel 5 Hilfsmittel, Methode, DiGA – Wege in die GKV-Versorgung für digitale Lösungen

Neben dem DiGA-Fast-Track gab und gibt es andere Möglichkeiten, innovative Produkte in die Versorgung zu bekommen, und einzelne davon könnten auch für dein Produkt relevant sein. Wir stellen die Alternativen vor, und wie sich DiGA in diesen bestehenden Rahmen einpassen.

Kapitel 6 Entwicklung von digitalen Gesundheitstools

Wir erläutern dir Bereiche, die im Gesundheitswesen entscheidend sind und stark davon abweichen, wie digitale Produkte normalerweise distribuiert, genutzt und bezahlt werden. Ob dein Produkt nun Fast-Track-Material ist oder nicht – in diesem Kapitel fassen wir alle Anforderungen zusammen, die sämtliche digitale Gesundheitstools erfüllen müssen, wenn sie im ersten Gesundheitsmarkt in die Erstattung oder auch auf dem zweiten Gesundheitsmarkt der Selbstzahler erfolgreich sein sollen.

In vielen Bereichen reicht es, wenn zwei BWLerInnen eine gute Idee haben und loslegen. Nicht so im Gesundheitswesen. Ihr solltet so früh wie möglich **Versorgungs-(ärztliche) Expertise** in Euer Team holen, oder eng an Euch binden. PatientInnen zahlen in Deutschland selten privat für (digitale) Gesundheitsleistungen, sondern erwarten, dass die Krankenkasse sämtliche gesundheitsbezogene Kosten übernimmt. Die Krankenkassen tun dies aber meistens nur, wenn Leistungen ärztlich verordnet sind. Und ÄrztInnen verschreiben selten Leistungen, wenn sie dadurch nicht in ihrem ärztlichen Tun entlastet oder unterstützt werden oder von ihrem Nutzen für ihre PatientInnen überzeugt sind.

Ebenso wichtig wie das Verständnis für Leistungserbringer ist es, die eigentliche Zielgruppe von digitalen Gesundheitstools zu verstehen: Die **PatientInnen**. Nur wer sich frühzeitig mit ihren Bedürfnissen und ihren (krankheits-)spezifischen Anforderungen an digitale Tools auseinandersetzt, kann letztlich ein digitales Gesundheitstool und eine DiGA entwickeln, die nicht nur formale Anforderungen erfüllt, sondern von den PatientInnen gewollt und genutzt wird – weil sie ihnen einen spürbaren Nutzen stiften.

Der **stationäre Sektor** (**Krankenhäuser**) funktioniert signifikant anders als der ambulante Sektor, also die Versorgung der PatientInnen in Arztpraxen. Wenn dein digitales Medizinprodukt Berührungspunkte zum stationären Sektor hat, oder sogar primär im Rahmen des Entlassmanagements eingesetzt werden soll, sind die hier zusammengefassten Hintergründe und Besonderheiten des stationären Sektors zu berücksichtigen.

DiGA leben auch davon, Daten zu erheben und zu kommunizieren oder auch Daten aus anderen Quellen zur Verfügung zu haben. Das geht nur, wenn alle sich an einen Rahmen halten, der definiert wie welche Daten ausgetauscht werden. Das Zauberwort heißt „**Interoperabilität**". In diesem Kapitel wird aufgeklärt, was das ist, welche Zutaten man dafür an Bord haben sollte und welche Rolle internationale Standards dabei spielen. Vor allem aber wird deutlich, dass man in diesen Fragen nicht allein ist, sondern an einer großen Community von ExpertInnen teilhaben kann.

Es gibt viele gute Gründe, warum **Datenschutz** und Datensicherheit im Gesundheitswesen so hohe Güter sind. Du wirst einen nicht unerheblichen Teil deiner Zeit darauf verwenden, den Entwicklungsprozess und deine Organisation datenschutzkonform aufzusetzen und weiterzuentwickeln. Du wirst gute, im Zweifel externe DatensicherheitsexpertInnen brauchen, um das Bestehende zu hinterfragen und kontinuierlich zu verbessern. Am besten beachtet man die Vorgaben zu Datenschutz und Datensicherheit unmittelbar bei der Entwicklung der DiGA (Privacy by Design and Default). Wir fassen für dich die wesentlichen Punkte zusammen.

Wesentliches Merkmal einer DiGA ist die bereits erfolgte Zertifizierung als **Medizinprodukt**. Dieser Prozess wird dich vermutlich genauso lange und intensiv beschäftigen wie die spätere Antragsstellung zum Fast-Track und wird wahrscheinlich bereits im ersten Jahr nach Gründung deines Unternehmens starten. Du solltest dich möglichst früh bei der Produktentwicklung mit diesem Themenkomplex beschäftigen, um aufwendige Anpassungen deines Produktes und v. a. deines Entwicklungsprozesses zu einem späteren Zeitpunkt zu vermeiden. Wir geben einen Überblick über die wichtigsten Aspekte für Software als Medizinprodukt.

2 Ich habe doch keine Zeit! Ein Überblick

2

Kapitel 7 Der DiGA-Fast-Track

Du hast dein Produkt entwickelt, als Medizinprodukt zertifiziert, eine wissenschaftliche Evaluation vorbereitet, erste Praxiserfahrung gesammelt, deine ärztliche Zielgruppe verstanden – und fühlst dich fit für den Fast-Track? In diesem Kapitel erläutern wir Wissenswertes rund um den Antragsprozess, aufbauend auf dem BfArM-Leitfaden.

Zunächst widmen wir uns der gesetzlichen **Definition** dessen, was eine **digitale Gesundheitsanwendung** ausmacht und erläutern die vier wesentlichen Kriterien.

Neben den Anforderungen der DiGA-Definition gibt es eine ganze Reihe weiterer **grundlegender Anforderungen**, die zumeist schon im Prozess der medizinprodukterechtlichen Zertifizierung relevant sind, im Rahmen des DiGA-Fast-Track aber in ausdifferenzierter Form erfüllt sein müssen.

In der Frühphase kaum ein Thema, wird das Erbringen wissenschaftlicher Evidenz umso wichtiger, je näher dein Produkt dem ersten Gesundheitsmarkt kommt. Das Erheben von Daten in ersten „Pilotstudien" sollte parallel zur Produktentwicklung geplant werden, ebenso die Ansprache renommierter wissenschaftlicher Institutionen als Partner für die Generierung wissenschaftlicher Evidenz, spätestens im Vorlauf der Fast-Track-Antragsstellung. In diesem Kapitel erläutern wir, was Stand heute zu **positiven Versorgungseffekten** bereits bekannt ist. Einiges wird sich in den kommenden Monaten als Best Practice herausbilden, einzelne wissenschaftliche Methoden die spezifisch auf die Anforderungen und Möglichkeiten digitaler Anwendungen ausgerichtet sind, werden durch den Fast-Track erstmalig in der Breite ausprobiert werden.

Kapitel 8 Die DiGA ist gelistet – Und jetzt?

Mit Aufnahme in den Fast-Track ist ein Etappenziel erreicht, mehr nicht. Über langfristigen Erfolg oder Misserfolg entscheiden wahrscheinlich die ersten 12 Monate nach Aufnahme.

Einige DiGA werden für die ersten 12 Monate nur konditional in den Fast-Track aufgenommen. Nur wenn die Evidenz bestätigt, was beim Antrag als Claim definiert wurde, kann eine solche DiGA dauerhaft im deutschen Gesundheitswesen verschrieben und genutzt werden. Warum die Evidenz nicht nur Minimalclaims validieren sollte und wie man sich gut auf **Preisverhandlungen** mit dem GKV-SV vorbereiten kann (dem zweiten großen Meilenstein im Leben einer DiGA) – diesen Zusammenhang erläutern wir in diesem Kapitel.

Es reicht aber nicht ein gutes Produkt mit einer hohen Zahl von „Weekly Active User" (WAU) und dem Segen des BfArM zu haben. Wenn du keinen klaren Mehrwert für **ÄrztInnen und PsychotherapeutInnen** hast, werden diese deine DiGA kaum **verschreiben**. Wir geben dir Einblicke in den Alltag eines Arztes/einer Ärztin, der/die ambulant tätig ist, und zeigen auf, was du tun musst, um diese entscheidende Zielgruppe richtig anzusprechen.

Du hast die Leistungserbringer überzeugt, deine DiGA zu verordnen. Aber wie funktioniert **der Verschreibungsprozess** einer DiGA auf Rezept genau – und was musst du als Hersteller sicherstellen, um sowohl die DiGA verordnungsfähig zu gestalten als später auch mit den Krankenkassen abrechnen zu können? DiGA-Herstellerverbände und Krankenkassen gemeinsam mit dem GKV-SV haben sich im Vorfeld auf ein einheitliches technisches Verfahren geeinigt, welches sowohl mit der bestehenden IT-Infrastruktur der ÄrztInnen funktioniert als auch sämtliche datenschutzrechtliche Anforderungen erfüllt.

Kapitel 9 Kauf meine DiGA, denn sie ist sehr gut! Marketing von digitalen Medizinprodukten

In den allermeisten Märkten gibt es wenige Beschränkungen zur Bewerbung von Produkten. Das ist im Marketing mit Medizinprodukten anders. Das Heilmittelwerberecht gilt auch für DiGA und definiert Voraussetzungen für Marketing und Kommunikation. Bei Zuwiderhandlung drohen zum Teil empfindliche Strafen. Für alle Marketeers lohnt sich dieses Kapitel sehr, aber auch für alle eingetragenen GeschäftsführerInnen. Außerdem sind gesetzlich noch einige weitere Einschränkungen für Werbung in der DiGA sowie Tracking definiert.

Kapitel 10 ePA und TI – Ein Blick über den DiGA-Tellerrand

Der DiGA-Fast-Track ist nicht das einzige Digitalisierungsprojekt im deutschen Gesundheitswesen. Noch grundsätzlicher und potenziell wirkmächtiger wird die Finalisierung der Telematikinfrastruktur (TI) und als erste wesentliche Anwendung die elektronische Patientenakte (ePA). Die ePA könnte das fehlende Motherboard des deutschen Gesundheitswesens werden, über das Daten zwischen allen Silos frei fließen und strukturiert analysiert werden, über das die PatientInnen entscheiden können, wer Zugriff auf welche Daten erhält und die das fehlende Bindeglied zwischen ambulanten ÄrztInnen, ApothekerInnen, Krankenhäusern, PflegerInnen und Weiteren sein könnte. So könnte ein einmaliges, nicht-privatwirtschaftlich betriebenes Digital Health-Ökosystem entstehen. Wo wir stehen, wie sich die TI entwickeln wird und was das mit DiGA zu tun hat, all das erfährst du in diesem Kapitel.

Kapitel 11 Zusammenfassung und Ausblick

DiGA und gut? Nein, das deutsche Gesundheitswesen steht erst am Anfang einer digitalen Transformation. Inwieweit der Fast-Track ein erster Gehversuch ist, was ein Scheitern oder Missbrauch des Fast-Tracks für die Transformation bedeuten würden und welche Bereiche in naher Zukunft ebenfalls digitalisiert werden – dazu erfolgt am Ende ein Ausblick.

Und jetzt: Viel Spaß mit dem DiGA VADEMECUM!

„Auch wenn einige Akteure abwartend skeptisch sind – der DiGA-Fast-Track bringt Bewegung in die Digitalisierung des Gesundheitswesens."

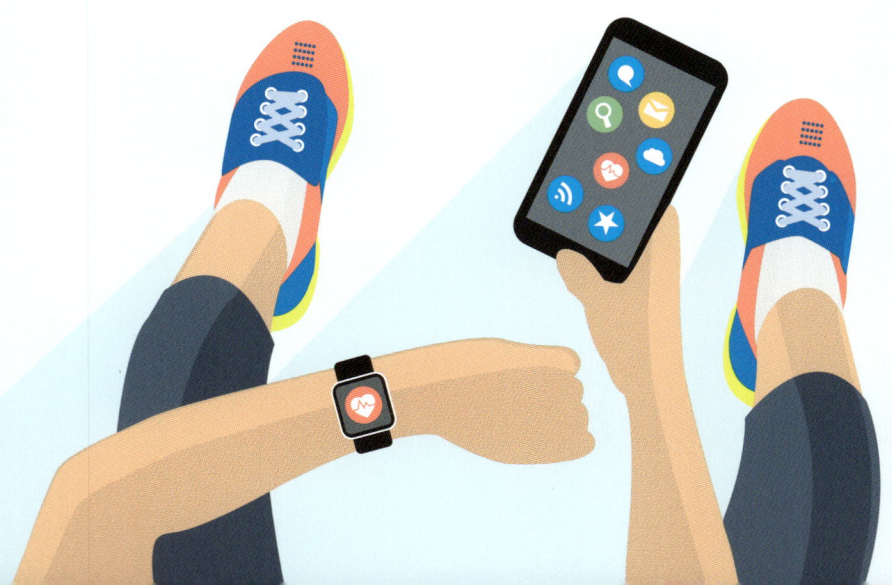

3

Zeitenwende im deutschen Gesundheitswesen

Mit der Vorstellung des Referentenentwurfs zum Digitale-Versorgung-Gesetz (DVG) entwarf das BMG im Mai 2019 für DiGA erstmals die Möglichkeit, strukturierten Zugang zum System der gesetzlichen Krankenversicherung zu finden und damit im wichtigsten deutschen Gesundheitsmarkt als Bestandteil der Regelversorgung von den Krankenkassen finanziert zu werden. Die weltweite Aufmerksamkeit spiegelt wider, was für eine wirkmächtige Neuerung das DVG mit sich bringt: In keinem anderen zusammenhängenden Gesundheitsmarkt der Welt gibt es klare Anforderungen, einen strukturierten Prozess und gleichzeitig auch klare Vergütungsregeln für DiGA. Mit der Implementierung des DiGA-Fast-Track-Verfahrens im Recht der gesetzlichen Krankenversicherung ist die wesentliche Hürde beseitigt worden, damit jede geeignete DiGA Zugang zu mehr als 73 Millionen gesetzlich Versicherten bekommen kann.

Vorgeschichte

Vor dem DVG konnten Anbieter digitaler Gesundheitstools lediglich über Nischen, wie z. B. Selektivverträge – also Verträge mit einzelnen Krankenkassen – oder mehr oder weniger passend als Präventionslösung eine Vergütung für ihre Produkte erzielen. In diesen Bereichen können Krankenkassen freier über Budgets entscheiden. Die Unsicherheit blieb jedoch groß. DiGA konnten nicht wirklich sinnvoll einer bestehenden Kategorie, wie z. B. Hilfsmitteln, Arzneimitteln oder Heilmitteln zugeordnet werden (s. Kap. 5 *Hilfsmittel, Methode, DiGA – Wege in die GKV-Versorgung für digitale Lösungen*; gute Übersicht hierzu: Thelen 2018).

Im Ergebnis führte das zu einem inkonsistenten Umgang mit digitalen Anwendungen. Dies ist in den meisten Gesundheitswesen der Welt ähnlich. Lediglich die skandinavischen Länder, Israel, Singapur, UK und Teile der USA nutzen heute bereits strukturiert digitale Anwendungen zur Versorgung der PatientInnen. Dort kommen digitale Anwendungen jedoch zumeist nur in Teilsystemen zur Anwendung, betreffen also nur relativ kleine Populationen und unterliegen sehr unterschiedlichen Zulassungsprozessen und Vergütungsmodellen.

Warum beschäftigt sich das deutsche Gesundheitswesen überhaupt mit DiGA? Warum sind die medizinisch relevant? Bisher wirken ambulant tätige ÄrztInnen im Wesentlichen in der kurzen Zeit, in der sie ihre PatientInnen sehen und untersuchen können. Im Schnitt dauert dies in Deutschland 7,6 Minuten je Termin (Nier 2017). All das, was in 7,6 Minuten gesagt, erläutert und von PatientInnen verstanden wird, und dann im Alltag der PatientInnen Widerhall findet, kann die Gesundheitssituation des Einzelnen verändern. Ob Medikamente genommen, Verordnungen für Physiotherapie in Anspruch genommen, Hilfsmittel wie eine orthopädische Einlage tatsächlich genutzt werden – all dies können ÄrztInnen nur über geschicktes Nachfragen beim nächsten Besuch der PatientInnen erfahren, wenn dafür Zeit und Muße bleibt.

Neue Realität dank digitaler Gesundheitsanwendungen

Mit DiGA kann Medizin nun aber niederschwellig im Alltag der PatientInnen integriert werden. Ob digitales Tagebuch, Entspannungsübungen, Sensorik für Home-Monitoring oder Ernährungscoaching – die DiGA der ersten Generation können Smartphone- oder Browser-basiert auch außerhalb der 7,6 Minuten Arzt-Patient-Interaktion die ambulante Versorgung situationsbezogen unterstützen. Sie können longitudinal Daten aus dem Alltag der PatientInnen erheben sowie Verhaltensänderungen induzieren und nachhalten. Mit DiGA können darüber hinaus stärker als bisher auch die Alltagsimplikationen von Indikationen für PatientInnen ermittelt und gezielt verbessert werden. Im Sinne des Health Technology Assessments geht es nicht nur um den rein medizinischen Nutzen, sondern um eine ganzheitliche Betrachtung der Gesundheitssituation der PatientInnen.

Dass das deutsche Gesundheitswesen, welches sich so lange und so erfolgreich gegen fast jede Form digitaler Technologien gewehrt hat, nun eine strukturierte Öffnung ermöglicht, ist eine Zeitenwende. Dieser Schritt bedeutet noch nicht, dass alle SkeptikerInnen überzeugt und breite Teile der ÄrztInnen, Kassenärztlichen Vereinigungen, Krankenkassen oder Krankenhäuser plötzlich glühende UnterstützerInnen von DiGA im Speziellen oder der Digitalisierung im Allgemeinen wären. Nichtsdestotrotz können sich DiGA nun in der Versorgungsrealität beweisen. Alltagspraktische Erfahrungen können gesammelt und dabei Vor- und Nachteile, Chancen und Risiken digitaler Gesundheitsanwendungen kennengelernt werden.

Das Umfeld digitaler Gesundheitsanwendungen

Es lohnt ein etwas detaillierterer Blick auf die Akteure, um deren Historie und aktuelles Verhalten besser einordnen zu können. Die Einschätzung ist subjektiv, basiert allerdings auf sehr vielen intensiven Gesprächen und Interaktionen mit unterschiedlichen Akteuren im Verlauf der letzten 14 Monate:

Krankenkassen

Die Krankenkassen hüten und verwalten im Namen ihrer Mitglieder die Versichertenbeiträge, um eine bestmögliche Versorgung jedes einzelnen gesetzlich Krankenversicherten zu ermöglichen. Bereits 2014 nahmen vereinzelte Krankenkassen digitale Angebote für ihre Versicherten auf. Die Kasseler Stottertherapie gehört durch ihre Zusammenarbeit mit der Techniker Krankenkasse zu den Pionieren der digitalen Therapie. Die Softwarelösung – wenn auch kein Medizinprodukt – ermöglicht Sprachtherapie vom heimischen PC aus (Institut der Kasseler Stottertherapie 2018). 2015 ermöglichte die Techniker Krankenkasse ihren Versicherten die Nutzung eines digitalen Medizinprodukts, der Tinnitus-Therapie-App Tinnitracks. 2016 folgte die Barmer Krankenversicherung mit den Apps von Mimi Hearing Technologies zur Hörprävention und -Testung (Barmer 2018). Dies sind nur einzelne Beispiele. Seitdem haben viele Krankenkassen über Selektivverträge oder Präventionsbudgets digitale Medizinprodukte für ihre Versicherten angeboten. Die Verträge mit den Herstellern waren oft exklusiv und zeitlich begrenzt. Dennoch hat kein anderer Akteur seit 2015 so mutig digitale Medizinprodukte ausprobiert und Erfahrungen gesammelt wie die gesetzlichen Krankenkassen.

Durch den DiGA-Fast-Track verändert sich die Situation für die Krankenkassen. Mit der Fast-Track-Zulassung erhalten DiGA-Hersteller nun direkt Zugang zum gesamten deutschen GKV-Markt. Einzelne Krankenkassen können aber weiterhin über Selektivverträge z. B. Zusatzangebote zu DiGA, wie ein begleitendes Coaching zu einer Mental-Health-DiGA anbieten oder die DiGA in ein komplexeres Versorgungskonzept einbinden, sodass weitere Teile der Patient Journey abgebildet werden. Es eröffnen sich dadurch insgesamt mehr Möglichkeiten für Krankenkassen, die Versorgung ihrer Versicherten durch (digitale) Innovationen zu verbessern. Dazu gehören auch Neuerungen des Digitale-Versorgung-Gesetz (DVG), die den Krankenkassen bislang nicht vorhandene Möglichkeiten verschaffen:

1. Krankenkassen können sich gemäß § 68b SGB V nun auch aktiv an der Entwicklung digitaler Innovationen z. B. in Form von digitalen Medizinprodukten oder telemedizinischen Versorgungskonzepten beteiligen. Indem Krankenkassen an der Entwicklung von Angeboten für ihre Versicherten teilnehmen, nehmen Sie eine noch aktivere Rolle im Management der Gesundheit ihrer Versicherten ein.

2. Krankenkassen können dank des DVG erstmalig ihren Versicherten DiGA auch direkt empfehlen und gemäß § 33a Absatz 1 Satz 2 Nummer 2 genehmigen – soweit der Kasse eine entsprechende ärztliche Diagnose des individuellen Patienten vorliegt. So könnte eine Krankenkasse z. B. all ihren bereits diagnostizierten Mitgliedern mit Rückenschmerzen eine spezifische DiGA oder ein ganzes Portfolio passender DiGA empfehlen. Interessierte Mitglieder müssen dann nicht extra zu ÄrztInnen oder PsychotherapeutInnen gehen, sondern erhalten den Rezept-Code direkt von ihrer Kasse, z. B. über die Krankenkassen-App.

Krankenkassen werden auch in Zukunft digitale Medizinprodukte nutzen um sich im Markt gegenüber dem Wettbewerb als besonders innovativ und alltagsrelevant zu positionieren. Durch das DVG haben sie zusätzliche Möglichkeiten, stärker mit ihren Mitgliedern zu interagieren und DiGA zu empfehlen und bei entsprechender Diagnose zu genehmigen.

ÄrztInnen

Die große Mehrheit der ÄrztInnen hat durch die Corona-Pandemie andere Prioritäten, als sich intensiv mit DiGA auseinander zu setzen. Sie haben zudem eher die zum 01.01.2021 einzuführende ePA auf dem Radar und ggfs. das eRezept. DiGA werden von vielen bisher eher als „Spielerei" wahrgenommen. ÄrztInnen richten sich stark an Einschätzungen und Vorgaben ihrer wissenschaftlichen Fachgesellschaften aus, wenn es um den Einsatz neuer Diagnose- oder Therapiemöglichkeiten geht (s. Kap. 6.1 *Einbindung von Versorgungsexpertise – Fragen Sie einen Arzt oder ...*). In den letzten Jahrzehnten ist der Einsatz digitaler Technologien im Praxisalltag insgesamt eher problembehaftet gewesen. Der Alltag ambulanter Leistungserbringer ist gekennzeichnet von häufigen IT-Problemen und -Ausfällen, seien es nicht funktionierende Konnektoren oder Probleme mit dem Praxisverwaltungssystem (PVS). Digitale Technologien konnten in den vergangenen Jahrzehnten selten die hohen Erwartungen der Ärzteschaft erfüllen, zumeist waren die neuen Lösungen nicht interoperabel mit der bestehenden Infrastruktur (und vice versa), erforderten hohen manuellen Pflegeaufwand und waren zudem oftmals nicht an bestehenden Prozessen und Routinen der ÄrztInnen ausgerichtet.

> **Es gibt eine technikaffine und sehr aufgeschlossene Minderheit der ÄrztInnen, die auch schon vor dem Fast-Track digitale Medizinprodukte in der ambulanten Behandlung eingesetzt haben. Diese Minderheit dürfte in den nächsten Monaten als Early Adopter für DiGA stark umworben werden. Die große Mehrheit wird folgen, wenn es Best-Practice-Beispiele gibt, Key Opinion Leader auf ärztlichen Fachkongressen von erfolgreichen Einsätzen der DiGA berichten und mehr Evidenz vorliegt. Für eine ausführliche Analyse dieser wichtigen Zielgruppe siehe Kapitel 6.1** *Einbindung von Versorgungsexpertise – Fragen Sie einen Arzt oder ...*

PsychotherapeutInnen

Neben ÄrztInnen sind PsychotherapeutInnen maßgebliche Akteure im Umfeld der DiGA. Sie können ihren PatientInnen DiGA ebenso verordnen. Anbieter von Mental-Health-Lösungen werden sich entsprechend auf diese Gruppe fokussieren. PsychotherapeutInnen haben im Zuge der Pandemie beispielsweise gezeigt, dass sie gegenüber digitalisierter Medizin, insbesondere in Form von Videosprechstunden, durchaus aufgeschlossen sind (hih 2020a). Trotzdem bleibt in der Mehrheit eine Grundskepsis bestehen.

> **Neben ÄrztInnen sind PsychotherapeutInnen eine relevante Zielgruppe für DiGA, die grundsätzlich aufgeschlossen gegenüber digitalen Angeboten ist. Auch hier gilt es, Early Adopter durch den nachgewiesenen Nutzen der DiGA für PatientInnen zu überzeugen.**

Krankenhäuser

ÄrztInnen in Krankenhäusern können laut DVG nur im Rahmen des Entlassmanagements DiGA verordnen. Die große Mehrheit der deutschen Krankenhäuser ist IT-technisch eher bescheiden aufgestellt, mitunter wird noch überwiegend papierbasiert gearbeitet. Leuchttürme wie die Universitätskliniken in Heidelberg oder Hamburg-Eppendorf sowie einige Kliniken in privater Trägerschaft ausgenommen, steht das Gros der deutschen Krankenhäuser ganz am Anfang der Digitalisierung – sowohl innerhalb der Häuser, als auch im Hinblick auf die Kommunikation mit anderen Sektoren.

> **Es** wird einige DiGA geben, die zum Zeitpunkt der Entlassung verordnet werden können. Diese werden sich schon in Kürze auf den stationären Markt, dort vor allem auf die Universitätsklinika und Leuchttürme fokussieren. Der große Rest der Krankenhäuser ist mit sehr substanziellen Herausforderungen beschäftigt, und wird sich DiGA wohl erst im Laufe der nächsten Jahre widmen können. Für Details siehe Kapitel 6.3 *Krankenhäuser – digitale (Gesundheits-)Tools.*

PatientInnen

Die hohe Akzeptanz der Corona-Warn-App mit > 12 Mio. Downloads in der ersten Woche (erfolgreicherer Launch als Pokémon Go [statista 2016]) deutet darauf hin, dass der öffentliche Diskurs und die gelebte Realität stark auseinanderdriften. Während in den Medien Sorge um Datenschutz und -sicherheit gegen eine rasche Adaption von DiGA ins Feld geführt wird und älteren Menschen die Usability Skills für DiGA oft abgesprochen wird, sind wir davon überzeugt, dass eine Mehrheit der gesetzlich Krankenversicherten gegenüber DiGA grundsätzlich aufgeschlossen ist. Diese These bestätigen Befragungen (siehe z. B. bitkom 2020). Für viele PatientInnen scheinen dabei zwei Dinge besonders wichtig zu sein: Digitale Angebote müssen klar und in ansprechender Form ihren Nutzen transportieren und der Schutz der Gesundheitsdaten muss ausdrücklich gewährleistet sein.

> Auch für PatientInnen dürfte jedoch die Haltung ihrer ÄrztInnen und PsychotherapeutInnen entscheidend sein. Wenn diese ihnen eine DiGA ausdrücklich empfehlen und entsprechend verordnen, werden auch Patientengruppen jenseits der Early Adopter DiGA nutzen.

Wichtige Digitalisierungsprojekte neben dem Fast-Track

Neben dem DiGA-Fast-Track gibt es ein ganz wesentliches Digitalisierungsprojekt, welches Grundlage für viele weitere Projekte und Initiativen ist, und das – wenn erfolgreich umgesetzt – die Basis für ein florierendes digitales Gesundheitsökosystem in Deutschland schaffen könnte: Die Telematikinfrastruktur (TI) mit ihren Anwendungen wird der Digitalisierung im Gesundheitssystem enormen Vorschub leisten. Hierzu gehören die elektronische Patientenakte (ePA), der Notfalldatensatz (NFD), der elektronische Medikationsplan (eMP), das eRezept sowie die elektronische Arbeitsunfähigkeitsbescheinigung (eAU) (s. Kap. 10 *ePA und TI – Ein Blick über den DiGA-Tellerrand*). Diese Entwicklungen sollten alle Hersteller von digitalen Gesundheitstools stets im Blick behalten.

„Wir kennen niemanden, der das gesamte deutsche Gesundheitswesen komplett versteht – also keine Panik!"

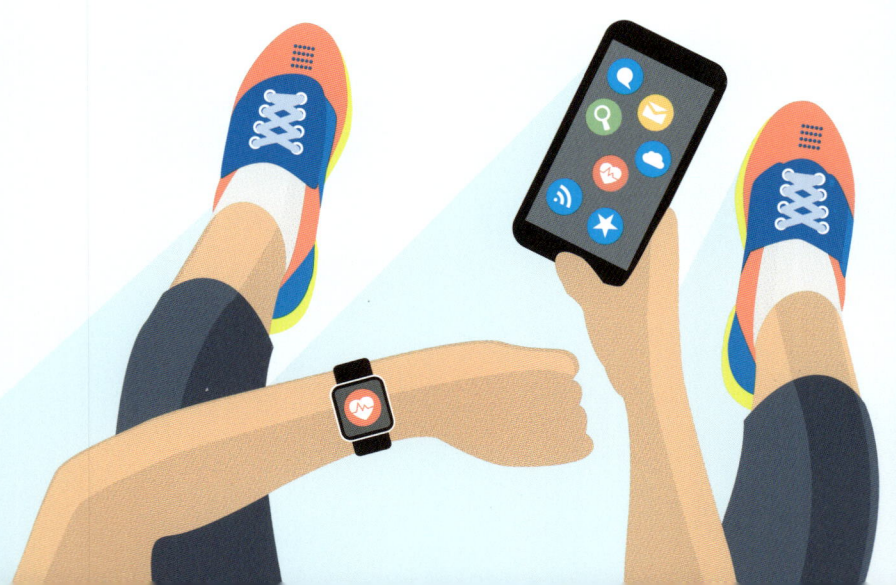

4

Hallo, ich bin neu hier, wie funktioniert das deutsche Gesundheitswesen?

Wir kennen niemanden, der das gesamte deutsche Gesundheitswesen komplett versteht – aber keine Panik, wie der Hitchhiker's Guide sagt, es reicht zumeist, wenn man sich einigermaßen orientieren kann. Wenn man Bismarcks Sozialgesetzgebung als Start nimmt, ist es über fast 140 Jahre gewachsen. Es ist ein hochkomplexes Gebilde, welches zum Großteil weniger von der Politik als von den eigenen Stakeholdern verwaltet wird (Stichwort gemeinsame Selbstverwaltung, s. u.). Es gibt kaum einen Teilbereich, der nicht umfangreich geregelt und vielfach reformiert wurde. Dieses Kapitel gibt einen knapp gefassten Einblick, um das Verständnis der weiteren Kapitel dieses Buches zu erleichtern.

Duales Versicherungssystem

Das deutsche Gesundheitswesen ist von einem Nebeneinander von **gesetzlicher Krankenversicherung (GKV)** und **privater Krankenversicherung (PKV)** geprägt. Ca. 73 Millionen Menschen sind gesetzlich versichert. In der GKV werden alle Versicherten im Hinblick auf Leistungen und Beiträge unter Berücksichtigung ihrer Leistungsfähigkeit und ihres Bedarfs gleichbehandelt (Solidaritätsprinzip). In der PKV entscheidet der Versicherte, welche Leistungen er in Anspruch nehmen möchte und welchen Tarif er entsprechend zu zahlen bereit ist. Hinzu kommt, dass das individuelle Risiko, z. B. Vorerkrankungen, und der resultierende Bedarf berücksichtigt werden. Aus diesen und anderen Faktoren ergibt sich ein individueller Tarif (Äquivalenzprinzip). Anders als in der PKV gilt in der GKV, dass Versicherte nicht in Vorleistung gehen müssen und Kosten von der Versicherung erstattet bekommen; Versicherte erhalten Leistungen unmittelbar als Sachleistung oder Dienstleistung. Ansprüche von Versicherten auf bestimmte Leistungen zur Krankenbehandlung bestehen rechtlich gesehen gegenüber der jeweiligen Krankenkasse, die diese Leistungen allerdings nicht selbst erbringt, sondern sich gleichsam der Leistungserbringer bedient. Die Abrechnung erbrachter Leistungen erfolgt zwischen Krankenkassen und Leistungserbringern. Es bestehen nur wenige Ausnahmen von diesem Grundsatz. Das führt dazu, dass regelmäßig Preise mit Krankenkassen oder gar einheitliche Preise für alle Krankenkassen mit dem Spitzenverband Bund der Gesetzlichen Krankenkassen (GKV-Spitzenverband – GKV-SV) vereinbart werden müssen. So ist es auch bei den Vergütungsbeträgen für DiGA, bei denen der jeweilige DiGA-Hersteller Vergütungsbeträge mit dem GKV-SV verhandelt. Scheitern solche Verhandlungen, werden Vergütungsbeträge durch eine Schiedsstelle festgelegt.

Das klingt alles sehr aufwendig. Deutschland gehört jedoch zu den wenigen Ländern, in dem jede Bürgerin und jeder Bürger sowohl seine gesetzliche Krankenversicherung als auch seine ÄrztInnen, sein Krankenhaus oder seine Apotheke frei wählen kann, in beliebiger Kombination, und sich auch jederzeit ohne Angabe von Gründen umentscheiden kann. Trotz dieser vielen Freiheitsgrade, kommt die Krankenversicherung für alle wesentlichen Kosten auf.

Parallelwelten/Säulen im Gesundheitswesen

Die Dualität des Versicherungssystems im Gesundheitswesen ist nur ein Beispiel für dessen komplexe Strukturen. Das Gesundheitswesen fußt daneben auf drei Säulen, die sich in Auftrag, Governance und Finanzierung voneinander unterscheiden (s. Abb. 1).

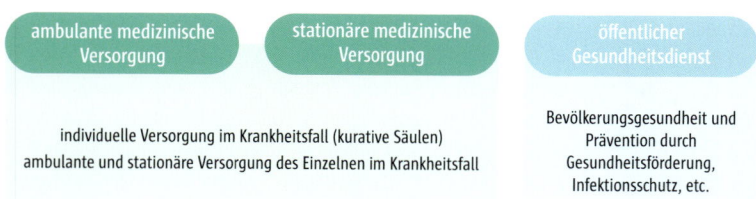

Abb. 1   Die 3 Säulen des Gesundheitswesens in Deutschland

4 Hallo, ich bin neu hier, wie funktioniert das deutsche Gesundheitswesen?

4

Spätestens seit der Corona-Pandemie wissen wir, dass es Gesundheitsämter auf Ebene der Landkreise bzw. der kreisfreien Städte gibt. Sie sind Teil des **Öffentlichen Gesundheitsdienstes (ÖGD)**. Wenn das Land nicht gerade von einer Pandemie befallen ist, liegt der Fokus des ÖGD auf der Bevölkerungsgesundheit und der Prävention von Erkrankungen z. B. durch allgemeine Gesundheitsförderung aber auch durch Infektionsschutz. Der ÖGD ist für den DiGA-Fast-Track nicht relevant, weil DiGA erst im Krankheitsfall z. B. durch VertragsärztInnen zulasten der gesetzlichen Krankenversicherung verordnet werden. Digitale Gesundheitstools, um z. B. Infektionsketten nachzuvollziehen oder um den Gesundheitszustand von Menschen in Quarantäne zu beobachten, haben jedoch ein großes Potenzial. Diesbezüglich besteht erheblicher Nachholbedarf, der in den kommenden Jahren sicherlich gedeckt werden muss.

Neben dem ÖGD stehen die beiden kurativen Säulen des Gesundheitswesens. In der **ambulanten und der stationären Versorgung** geht es um die individuelle Versorgung des Einzelnen im Krankheitsfall. Die ambulante Versorgung wird von niedergelassenen, freiberuflichen oder angestellten ÄrztInnen, ZahnärztInnen, PsychotherapeutInnen und anderen Heilberufen wie PhysiotherapeutInnen oder ErgotherapeutInnen geleistet. Nicht jeder Healthcare Professional kann PatientInnen zulasten der GKV versorgen. Dafür braucht es eine sozialrechtliche Zulassung („Kassenzulassung").

Niedergelassene ÄrztInnen arbeiten oft freiberuflich und sind entsprechend quasi als EinzelunternehmerInnen organisiert. Im Rahmen der stationären Versorgung im Krankenhaus sind Healthcare Professionals in der Regel angestellt tätig. Die beiden Sektoren unterscheiden sich zudem in der Vergütungslogik. In der stationären Versorgung erfolgt die Abrechnung auf Basis von Fallpauschalen, den sogenannten **Diagnosis Related Groups (DRG)**. PatientInnen werden den Gruppen auf Basis ihrer Diagnosen, den im Krankenhaus durchgeführten Prozeduren und weiteren Faktoren zugeordnet.

Für die Abrechnung in der ambulanten Versorgung ist der **Einheitliche Bewertungsmaßstab (EBM)** maßgeblich. Dieser definiert, welche Art von vertragsärztlichen Leistungen abgerechnet werden können und legt den sogenannten Punktwert für die Leistung fest. Durch den Punktwert wird der Wert der Leistung definiert. Der Wert eines Punktes wird regelmäßig angepasst, sodass sich die effektive Abrechnungshöhe genauso regelmäßig ändert. Ärztliche Leistungen in der Regelversorgung werden durch ein **Gesamtbudget** der Krankenkassen mit befreiender Wirkung an die Kassenärztlichen Vereinigungen vergütet, die die Verteilung der Gelder im Rahmen der Abrechnung übernehmen. In der ambulanten Versorgung werden ebenfalls Pauschalen abgerechnet, insbesondere in der hausärztlichen Versorgung. Hinzu kommt hier und insbesondere in der fachärzt-lichen Versorgung die Abrechnung von Einzelleistungen oder spezieller Pauschalen. Der EBM wird durch den GKV-SV und die Kassenärztliche Bundesvereinigung im Bewertungsausschuss verhandelt. Für die Kran-kenhäuser verhandelt der GKV-SV mit der Deutschen Krankenhausgesell-schaft.

Auch bezüglich der erbrachten Leistungen, insbesondere solche mit Tech-nologieeinsatz, unterscheiden sich ambulanter und stationärer Sektor erheblich: Ärztliche Methoden im ambulanten Bereich, ob nun unter Ein-satz von Medizinprodukten oder nicht, unterliegen einem **Erlaubnisvor-behalt**, das heißt, sie dürfen nicht angewandt werden, bis der Gemein-same Bundesausschuss (G-BA) positiv festgestellt hat, dass sie zulasten der gesetzlichen Krankenversicherung erbracht werden dürfen. Kranken-häuser dürfen hingegen neue Leistungen, auch unter Einsatz von neuen Medizinprodukten, ohne weitere Erlaubnis erbringen. Krankenhäuser unterliegen einem **Verbotsvorbehalt**, dürfen also grundsätzlich alle Leis-tungen erbringen, solange der G-BA nicht beschlossen hat, sie von der Versorgung auszuschließen.

Im Kern ist das Ziel in beiden Sektoren, qualitativ hochwertige und effi-ziente Versorgung zu garantieren. Da beide Systeme sehr komplex sind, sind Fehlanreize jedoch nicht ausgeschlossen. Zudem kommt es immer wieder zu erheblichen Schwierigkeiten bei der Ausgestaltung der Über-gänge zwischen den Sektoren.

An diese Säulen der Versorgung gliedern sich weitere Bausteine an:

- die Arzneimittelversorgung durch die Apotheken,
- die Pflege in Form von ambulanten Pflegediensten oder Pflegeein-richtungen sowie
- Therapieangebote z. B. in Form von Physiotherapie oder Logopädie.

Selbstverwaltung im Gesundheitswesen

Das deutsche Gesundheitswesen ist maßgeblich durch das Prinzip der **Selbstverwaltung** geprägt. Während in anderen Ländern, z. B. Großbri-tannien, die Gesundheitsversorgung durch den Staat (zentral) geregelt wird, baut das deutsche System auf der Eigenverantwortung der Stake-holder auf. Der Staat gibt den gesetzlichen Rahmen vor. Die konkrete Aus-gestaltung und die Umsetzung obliegen der Selbstverwaltung. Die Selbst-verwaltung besteht auf der einen Seite aus den Versicherten und Beitrags-zahlerInnen, vertreten durch den GKV-SV und seine Mitgliedskranken-kassen, auf der anderen Seite aus den Leistungserbringern und ihren Organisationen, der Kassenärztlichen Bundesvereinigung, der Kassen-zahnärztlichen Bundesvereinigung sowie der Deutschen Krankenhaus-

4 Hallo, ich bin neu hier, wie funktioniert das deutsche Gesundheitswesen?

4

gesellschaft. Diese Parteien sind im höchsten Entscheidungsgremium der Selbstverwaltung im Gesundheitswesen organisiert, dem G-BA. Der G-BA bestimmt in Form von Beschlüssen und Richtlinien, welche medizinischen Leistungen Versicherte in Deutschland in Anspruch nehmen können und legt Maßnahmen zur Sicherung der Qualität in Praxen und Krankenhäusern fest. Im G-BA sind auch maßgebliche Patientenorganisationen vertreten. Sie verfügen jedoch lediglich über Antrags-, kein Stimmrecht (G-BA 2020).

Auch die Details der Vergütung ärztlicher und psychotherapeutischer Leistungen im EBM sind Gegenstand der Verhandlungen der sogenannten Bundesmantelverträge zwischen Leistungserbringern und Krankenkassen und deren Verbänden.

Hinzu kommen Strukturen in den Bundesländern. Die Kassenärztlichen Vereinigungen (KV) sowie die Ärztekammern und Apothekerkammern sind pro Bundesland zzgl. einer zweiten Struktur für Nordrhein-Westfalen (z. B. die Kassenärztliche Vereinigung Nordrhein und die Kassenärztliche Vereinigung Westfalen-Lippe) organisiert. Für jedes Bundesland gibt es auch je eine Landeskrankenhausgesellschaft. Die Kassenärztlichen Vereinigungen verhandeln für ihre Mitglieder (ÄrztInnen und PsychotherapeutInnen) die Gesamtvergütung für den Bezirk der betreffenden KV. Dadurch unterscheiden sich z. B. effektive Höhen von Pauschalen in der ambulanten Versorgung je Bundesland. Sie haben den Auftrag, die flächendeckende Versorgung sicherzustellen, regeln den Bereitschaftsdienst und beteiligen sich an Fragen der Niederlassung. Die oben genannten Kammern entscheiden z. B. über die Berufsordnung der ÄrztInnen, was dazu führt, dass z. B. die ausschließliche telemedizinische Behandlung in Brandenburg berufsrechtlich weiterhin untersagt ist, während alle anderen Kammern Änderungen am Berufsrecht vorgenommen haben.

> **In Deutschland entscheidet nicht eine zentrale, staatliche Stelle über die Ausgestaltung der Gesundheitsversorgung, stattdessen stehen die handelnden Akteure – teilweise auf Ebene der Länder – in der Eigenverantwortung.**

Wirtschaftlichkeitsgebot

Das System der GKV ist geprägt durch das Bedarfsprinzip: Alle Leistungen, die für die Krankenbehandlung der einzelnen Versicherten notwendig sind, werden von den gesetzlichen Krankenkassen getragen. Bisweilen spricht man daher auch von einer „Vollkasko"-Versicherung – insbesondere in Abgrenzung zu anderen Versicherungssystemen, z. B. der Pflegeversicherung, in der nach dem Budgetprinzip lediglich ein Teil der notwendigen Leistungen getragen wird. Ein System, das alle notwendigen Leistungen erbringt, ohne dass die Versicherten sich an den Kosten beteiligen müssen, läuft allerdings Gefahr unendlich teuer zu werden. Daher sieht das Gesetz verschiedene Mechanismen zum effizienten Einsatz der Mittel vor. Grundlegend ist hier das Wirtschaftlichkeitsgebot aus § 12 SGB V, das vorschreibt, dass Leistungen der GKV zum einen nicht über das Notwendige hinausgehen dürfen, zum anderen ausreichend, zweckmäßig und wirtschaftlich im engeren Sinne sein müssen. Ausdruck des Wirtschaftlichkeitsprinzips ist, das Leistungen Nutzen stiften müssen. Dies gilt für Arzneimittel ebenso wie für ärztliche Methoden sowie für DiGA. Das mag zunächst trivial klingen, weil naheliegt, dass Krankenkassen nicht für etwas zahlen, dass niemandem hilft. Tatsächlich ist aber die Definition des Nutzens und erst recht die Operationalisierung des Nachweises äußerst komplex (s. Kap. 7.3 *Positive Versorgungseffekte*).

Vergütungsstrukturen

Über die unterschiedlichen Vergütungsstrukturen des stationären und ambulanten Sektors hinaus bestehen auch bei sächlichen Leistungen unterschiedliche Vergütungsmechanismen: Über Hilfsmittel werden Versorgungsverträge nach § 127 SGB V abgeschlossen und für neue Arzneimittel werden kollektivvertragliche Erstattungsbetragsvereinbarungen zwischen pharmazeutischem Unternehmer und dem GKV-SV geschlossen. Diese Vereinbarung hat Bindungswirkung gegenüber allen Krankenkassen und fundiert auf der frühen Nutzenbewertung, in welcher der G-BA einen (oder auch keinen) Zusatznutzen gegenüber bestehenden, zweckmäßigen Vergleichstherapien feststellt. Das Preisfindungssystem der DiGA ist diesem System für Arzneimittel entlehnt – auch hier wird eine Preisverhandlung durchgeführt, freilich auf anderer Grundlage (s. Kap. 8.1 *Und das war erst der Anfang: Preisverhandlungen*).

„Viele Wege führen in die Versorgung – oft gibt es für digitale Gesundheitstools mehr als einen."

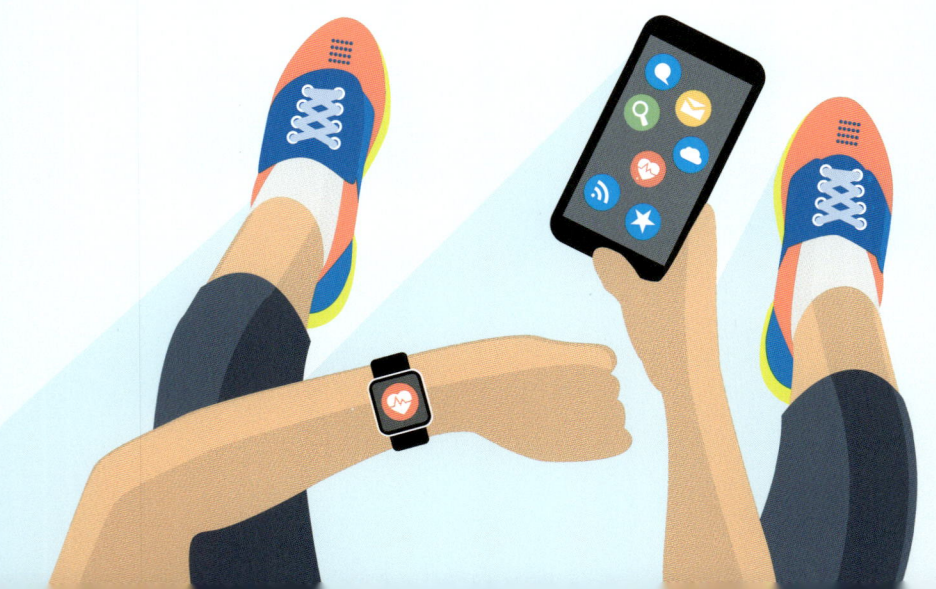

5

Hilfsmittel, Methode, DiGA – Wege in die GKV-Versorgung für digitale Lösungen

Da es sich bei der gesetzlichen Krankenversicherung um ein soziales Sicherungssystem in Form einer Solidargemeinschaft der Versicherten handelt, gibt es ein Regelsystem, das die Qualität der Versorgung und deren Wirtschaftlichkeit im Sinne der Versichertengemeinschaft sichern soll. Nicht jede persönliche Leistung, jedes Medizinprodukt oder jedes Arzneimittel kann daher ohne Weiteres Teil des Leistungskatalogs in der GKV sein. Zunächst muss die Sicherheit der PatientInnen gewährleistet sein. Dieser sicherheitsrechtliche Aspekt wird überwiegend außerhalb des GKV-Rechts, z.B. im Arzneimittelrecht, im Medizinprodukterecht oder im Heilberufeausbildungsrecht geregelt. Vereinzelt stellt das Sozialrecht aber zusätzliche Anforderungen.

Geht es um **persönliche Behandlungsleistungen** werden diese von Leistungserbringern, also natürlichen Personen, die über eine entsprechende Ausbildung verfügen und sich zur Erbringung von Leistungen zu den Konditionen der GKV verpflichtet haben, erbracht. Neben den persönlichen Leistungen gibt es **veranlasste oder genehmigungsfähige Leistungen**, die eine Versorgung mit Hilfsmitteln, Heilmitteln, Arzneimitteln sicherstellen. Insofern digitale Produkte mit diesem Leistungsspektrum nicht spezifisch adressiert waren, waren auch die bislang bestehenden Zugangswege für digitale Produkte kaum oder gar nicht gangbar: Vor dem DVG sah nur der im Mai 2019 geänderte § 137f SGB V ausdrücklich vor, dass digitale Anwendungen Teil der Versorgung sein konnten. Als Heil- und Hilfsmittel

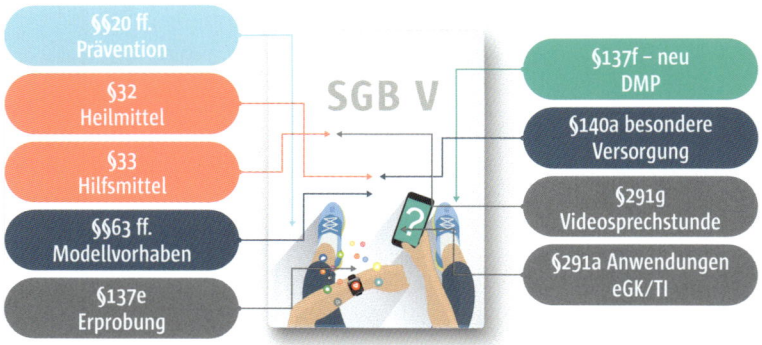

Abb. 2   Vor DVG viele Marktzugänge – doch kaum für digitale Anwendungen

war der Marktzugang de facto nicht möglich. Im Bereich der Prävention oder besonderen Versorgung sind einige wenige digitale Anwendungen über Selektivverträge in die Versorgung gekommen. Regelungen zu Erprobung, Videosprechstunden und der eGK/TI betreffen zwar auch eHealth, nicht aber die Vergütung von verordneten digitalen Anwendungen (s. Abb. 2).

Untersuchungs- und Behandlungsmethoden

Ärztliche Leistungen, also medizinische Untersuchungen und Behandlungen, die nur von einer zur Ausübung der Heilkunde befähigten Person erbracht werden dürfen, müssen dem allgemein anerkannten Stand der medizinischen Erkenntnisse entsprechen und den medizinischen Fortschritt berücksichtigen (§ 2 Abs. 1 S. 3 SGB V). Bevor neue Untersuchungs- und Behandlungsmethoden im ambulanten Sektor eingesetzt und zulasten der GKV abgerechnet werden dürfen, sieht das Gesetz allerdings vor, dass der G-BA nach einem Methodenbewertungsverfahren (§ 135 SGB V) eine Empfehlung in seinen Richtlinien abgegeben hat. Hier stellt sich ggf. die Frage, warum das nicht auch für DiGA-Hersteller relevant sein sollte.

Nach der Rechtsprechung des Bundessozialgerichts (BSG) kann auch die Verwendung von neuen Medizinprodukten im Rahmen einer ärztlichen Behandlung eine neue Methode darstellen, wenn die Behandlung wesentlich auf der Verwendung des Medizinprodukts beruht und etwa neue Risiken für den Patienten entstehen können (vgl. BSG Urteil von 08.07.2015 – B 3 KR 6/14 RBSG 2015a und BSG Urteil vom 08.07.2015 – B 3 KR 5/14 R). Diese Rechtsprechung ließe sich auf DiGA übertragen, was zur Folge hätte, dass bei innovativen Produkten immer zuerst eine Methodenbewertung durchzuführen wäre. Das würde allerdings zu erheblichen Kosten und

Verzögerungen für digitale Innovationen führen, die mit den kurzen Entwicklungszyklen moderner Softwareentwicklung kaum vereinbar sind.

> **Der Gesetzgeber hat sich deshalb entschieden für digitale Medizinprodukte niedriger Risikoklassen einen anderen Weg zu gehen: Im Rahmen des beschleunigten Fast-Track-Prüfverfahrens beim BfArM können solche Medizinprodukte auch ohne vorherige Methodenbewertung durch den G-BA erstattungsfähig werden.**

Das geht sogar schon in einer Erprobungsphase, falls der Hersteller noch keine ausreichende Evidenz für den Nachweis positiver Versorgungseffekte für eine endgültige Aufnahme in das Verzeichnis digitaler Gesundheitsanwendungen beim BfArM (DiGA-VZ) vorlegen kann. Der G-BA hat in diesem Bereich nur noch die Möglichkeit, eine DiGA als Ergebnis eines Methodenbewertungsverfahrens aktiv von der Versorgung auszuschließen (§ 33a Abs. 4 SGB V).

Wenn die Verwendung einer Methode nicht per se ausgeschlossen ist, stellte sich bisher weiterhin die Frage, unter welchen Voraussetzungen eine Verordnung möglich und wie eine Vergütung – nicht nur der verordnenden ÄrztInnen – sondern einer digitalen Gesundheitsanwendung selbst erfolgen kann.

Hilfsmittel, Heilmittel, Arzneimittel und DiGA – Was ist was?

Bevor DiGA den Weg in das SGB V gefunden hatten, gab es klassischerweise nur die Unterteilung in Hilfsmittel, Heilmittel, Verbandmittel und Arzneimittel, die im Rahmen einer Krankenbehandlung im ambulanten Sektor als verordnungsfähige Leistungen definiert waren.

Recht klar abgrenzbar waren schon bisher einerseits **Arzneimittel**, die eine pharmakologische, immunologische oder metabolische Wirkung entfalten oder jedenfalls zur Heilung oder Linderung oder zur Verhütung menschlicher oder tierischer Krankheiten oder krankhafter Beschwerden bestimmt sind und andererseits **Verbandmittel**, deren Hauptwirkung darin besteht, oberflächengeschädigte Körperteile zu bedecken, Körperflüssigkeiten von oberflächengeschädigten Körperteilen aufzusaugen.

Schwieriger wurde es schon bei Heil- und Hilfsmitteln. Hierzu hatte die Rechtsprechung herausgearbeitet, dass es sich bei **Heilmitteln** um persönlich erbrachte nicht-ärztliche Dienstleistungen handelt (Krankengymnastik, Massagen usw.) und bei **Hilfsmitteln** um körperliche Gegenstände (z. B. Gehhilfen, Einlagen, Rollstühle usw.).

Unklar blieb, in welche Kategorie insbesondere Softwareprodukte fallen würden, die keine verkörperlichten Gegenstände sind, aber gleichzeitig wie TherapeutInnen mit einem Versicherten interagieren. An Software hatte man zum Zeitpunkt der Gesetzgebung nicht speziell gedacht. Klar war aber auch: Explizit ausgeschlossen sollten digitale Anwendungen nicht sein. Wegen der persönlichen Leistungserbringung, die bestimmendes Merkmal der Heilmittel ist, war eine Einordnung als Hilfsmittel am naheliegendsten. Hilfsmittel sind gemäß § 33 SGB V Mittel,

> *„die im Einzelfall erforderlich sind, um den Erfolg der Krankenbehandlung zu sichern, einer drohenden Behinderung vorzubeugen oder eine Behinderung auszugleichen, soweit die Hilfsmittel nicht als allgemeine Gebrauchsgegenstände des täglichen Lebens anzusehen oder nach § 34 Abs. 4 ausgeschlossen sind“.*

DiGA erfüllen die erstgenannten Voraussetzungen, da sie Bestandteil ihrer Definition sind (s. Kap. 7.1 *Die DiGA-Definition*). Sie sind auch keine Gebrauchsgegenstände des täglichen Lebens, da sie spezifisch für die Bedürfnisse kranker oder behinderter Menschen entwickelt wurden und nicht von der Mehrzahl der Menschen – auch denen ohne Krankheit oder Behinderung – ohnehin unentbehrlich sind (Lungstras 2020).[1] Überdies sind digitale Gesundheitsanwendungen auch nicht kategorisch nach § 34 Absatz 4 SGB V ausgeschlossen. Die Rechtsprechung hatte ebenfalls bereits aufgezeigt, dass Software unter die Definition der Hilfsmittel fallen kann (vgl. LSG Bayern Urteil vom 4.9.2008 – L 4 KR 15/07, LSG Berlin-Brandenburg Urteil vom 13.4.2011 – L 9 KR 182/09).

In der gelebten Realität haben es digitale Gesundheitsanwendungen allerdings nicht wirklich in die Regelversorgung geschafft, geschweige denn in das Hilfsmittelverzeichnis des GKV-SV. Die praktischen Hürden, denen sich spezifisch digitale Gesundheitstools bei der Antragstellung zur Aufnahme in das Hilfsmittelverzeichnis stellen, sind damit vermutlich der eigentliche Grund für die Etablierung des Fast-Tracks. Hätte der GKV-SV sein Hilfsmittelverzeichnis entsprechend strukturiert und überhaupt einmal transparente Regeln für die Aufnahme in das Verzeichnis für Software geschaffen, wäre ein Fast-Track für DiGA nicht notwendig gewesen.[2]

Als Konsequenz hat der Gesetzgeber eine **eigene Leistungskategorie der digitalen Gesundheitsanwendungen in § 33a SGB V** implementiert, die

---

1 Die Abgrenzung der Hilfsmittel von Gegenständen des täglichen Lebens kann im Einzelfall natürlich deutlich komplexer sein als hier dargestellt. Hier geht es allein um die grundsätzliche Erwägung des Für und Wider von Software als Hilfsmittel im Sinne des SGB V.

2 Man beachte, dass auch die nach § 139 Absatz 7 im Dezember 2017 beschlossene und seit Oktober 2019 in Kraft getretene Verfahrensordnung des GKV-SV nicht eine einzige Regel zu digitalen Hilfsmitteln enthält.

die altbekannten verordnungsfähigen Leistungen ergänzen sollen. Dabei wurde klargestellt, dass digitale Anwendungen jetzt nicht nur noch über diesen Weg in die Versorgung kommen sollen, sondern weiterhin grundsätzlich der Weg über das Hilfsmittelverzeichnis, Selektivverträge, Modellvorhaben oder Disease-Management-Programme offensteht. Mit dem **Patientendaten-Schutz-Gesetz** (**PDSG**) wird auch nochmals ausdrücklich die Option geregelt, dass DiGA als Satzungsleistung von Krankenkassen angeboten werden können.

Digitale Gesundheitsanwendungen ergänzen bestehende Leistungskategorien verordnungsfähiger Leistungen der Regelversorgung als Teil der Krankenbehandlung über § 33a SGB V. Neben diesem bestehen aber auch andere Wege in die Erstattung. Es kann sich lohnen hier genau zu vergleichen, welcher Weg der richtige ist. Aufwand, Kosten, Verfahrensdauern und Reichweiten können erheblich voneinander abweichen. Eine DiGA kann aber theoretisch auch mehrere Wege gleichzeitig beschreiten.

„In der
Entwicklung digitaler
Gesundheitstools müssen
viele (Versorgungs-)
Perspektiven und diverse
rechtliche Anforderungen
berücksichtigt
werden. "

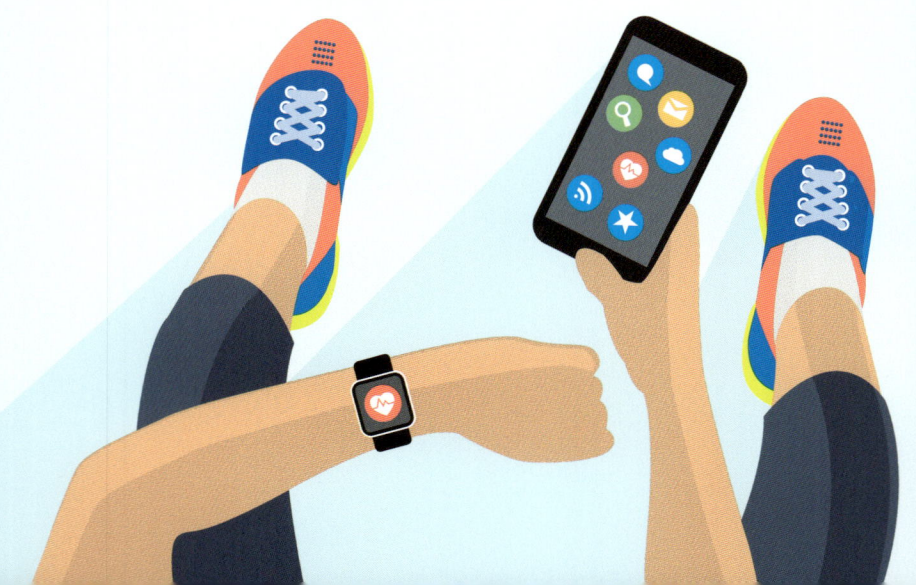

6

Entwicklung von digitalen Gesundheitstools

Bevor wir uns in Kapitel 7 dem Fast-Track und damit konkret den DiGA zuwenden, wollen wir einen etwas allgemeineren Blick auf die Entwicklung von digitalen Gesundheitstools werfen. Schließlich steht am Anfang der Entwicklung vieler guter digitaler Gesundheitstools zumeist eine gute Idee, wie medizinische Versorgung für PatientInnen verbessert werden kann. Es ist zu diesem Zeitpunkt oft noch egal, ob das digitale Gesundheitstool als DiGA, Hilfsmittel, Präventionsleistung oder als ein Produkt für den zweiten Gesundheitsmarkt entwickelt werden soll.

Gesundheit ist ein wertvolles Gut, sodass der Markt von besonderen Anforderungen an Produkte und Dienstleistungen geprägt ist. Im Kontrast zu anderen Softwarebereichen müssen bei digitalen Gesundheitstools für ihren Erfolg eine Reihe inhaltlicher und rechtlicher Aspekte früh mitgedacht werden. Rechtsverstöße im Medizinprodukterecht können empfindlich geahndet werden. Versäumnisse in Datenschutz und Datensicherheit verspielen das Vertrauen der NutzerInnen nachhaltig. Interoperabilität sollte von Beginn an berücksichtigt werden, damit das digitale Gesundheitstool mit anderen Anwendungen kommunizieren kann, denn Gesundheitsversorgung findet zunehmend vernetzt statt. Wird die Perspektive der Healthcare Professionals, insbesondere der ÄrztInnen und PsychotherapeutInnen, die Leistungen empfehlen oder verordnen, nicht berücksichtigt, besteht das Risiko, dass digitale Gesundheitstools gar nicht erst zum Einsatz kommen. Das gilt ebenso für die Perspektive der PatientInnen, die insbesondere im Falle chronischer Erkrankungen ExpertInnen für Ihre Situation und Erkrankung sind und somit Bedarfe sehr gut verstehen.

Definition „digitale Gesundheitstools"

Wir verwenden in diesem Kapitel erstmal bewusst den weiten Oberbegriff „digitale Gesundheitstools", zu denen wir auch DiGA als eine Teilmenge zählen (s. Abb. 3). Als digitale Gesundheitstools sind softwarebasierte Anwendungen zu verstehen, die sich im weitesten Sinne an PatientInnen richten. Die Anwendungen können Hardware- oder Dienstleistungskomponenten umfassen. Sie können in der Prävention zum Einsatz kommen, als Hilfsmittel oder DiGA qualifiziert, von ÄrztInnen und PsychotherapeutInnen verordnet werden oder an Selbstzahler im zweiten Gesundheitsmarkt vertrieben werden. Derartige Anwendungen sind nicht notwendigerweise auf bestimmte Plattformen oder Devices beschränkt, sondern grundsätzlich in allen Konstellationen denkbar. Eine DiGA könnte z. B. eine digitale Therapie gegen Angststörungen, eine Lösung für das Selbstmanagement von DiabetikerInnen oder eine Lotsen-App nach einer Knie-Op sein. Digitale Gesundheitstools umfassen neben DiGA unter anderem auch Präventionsanwendungen, digitale Hilfsmittel und schließlich auch Lösungen, die nicht von der GKV erstattet werden, sondern von NutzerInnen im zweiten Gesundheitsmarkt selbst bezahlt werden, wie z. B. die EKG-App auf der Apple-Watch.

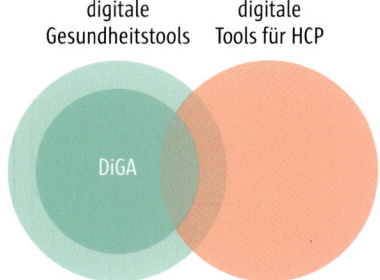

digitale
Gesundheitstools

digitale
Tools für HCP

DiGA

Abb. 3   Digitale Gesundheitstools und digitale Tools für Healthcare Professionals – Abgrenzungen und Schnittmengen

Digitale Gesundheitstools unterscheiden sich von **digitalen Tools für Healthcare Professionals**. Zweitere richten sich vornehmlich an Healthcare Professionals wie ÄrztInnen oder Pflegende. Sie können eine therapeutische oder diagnostische Ausrichtung haben (z. B. Expertensysteme, die ÄrztInnen bei der Befundung von Röntgenaufnahmen unterstützen) oder auch einen Fokus auf Prozesse legen (z. B. ein Tool zur sprachgesteuerten Dokumentation in der Pflege oder für das Terminmanagement in der Praxis).

Zwischen diesen beiden Kategorien gibt es Schnittmengen: Für ein digitales Gesundheitstool kann das bedeuten, dass es sich zwar primär an PatientInnen richtet, es jedoch zusätzlich auch ÄrztInnen und PsychotherapeutInnen einbindet. Denkbar wäre etwa ein Dashboard zur Einsicht in die durch das Gesundheitstool von PatientInnen aufgezeichneten Vitalparameter. Dies trifft auf digitale Gesundheitstools im Allgemeinen wie auch auf DiGA im Speziellen zu (s. Kap. 7.1.3 *Zielgruppe: PatientInnen*). Anderseits können sich Anwendungen, die beispielsweise eine Ersteinschätzung von Symptomen ermöglichen, primär an Healthcare Professionals und erst sekundär auch an PatientInnen richten. Wichtig zu berücksichtigen ist, dass sich die Finanzierungsgrundlagen und teilweise die rechtlichen Anforderungen durch die unterschiedlichen Zielgruppen stark unterscheiden können. Es empfiehlt sich daher, sich im Entwicklungsprozess frühzeitig über die Zielgruppe(n) bewusst zu werden und das Produkt entsprechend klar zu positionieren.

Im Folgenden werden mit der Einbindung der Versorgungsexpertise, der Patientenexpertise, der Situation in den Krankenhäusern, der Berücksichtigung von Interoperabilität, den medizinprodukterechtlichen Anforderungen sowie dem Datenschutz und der Datensicherheit grundlegende Hinweise gegeben, die im Zuge der Entwicklung eines jeden digitalen Gesundheitstools berücksichtigt werden sollten. Wer diese Fragestellungen nicht von Beginn an mitdenkt, geht das Risiko ein, die Funktion und Ausgestaltung eines digitalen Gesundheitstools aufgrund von rechtlichen Anforderungen oder Abläufen in der Versorgung nachträglich mit großem Aufwand anpassen zu müssen oder gar gänzlich zu scheitern. Auch die Frage der Vergütung ist untrennbar mit der Frage verbunden, wer das Produkt am Ende wie nutzt, wer im Gesundheitswesen dafür zahlt und wer den eigentlichen Nutzen hat.

Die folgenden Hinweise sind für digitale Gesundheitstools geschrieben. Auch wenn digitale Tools für Healthcare Professionals mindestens in Teilen mit anderen oder weiteren Anforderungen einhergehen, lassen sich zahlreiche der Hinweise übertragen.

6.1   Einbindung von Versorgungsexpertise – Fragen Sie einen Arzt oder …

Nicht selten kommt die gute Idee, wie medizinische Versorgung verbessert werden kann, von Menschen außerhalb des Gesundheitswesens, die zwar wenig Ahnung vom GKV-System, aber umso mehr Erfahrung von z. B. Digitalisierung oder Prozessmanagement haben. Das kann ein großer Vorteil sein, weil die Idee durch einen Blick von außen auf ein Problem entstanden ist, der den InsiderInnen möglicherweise verloren gegangen ist. Die InsiderInnen, die Profis, sind dann „systemblind" geworden und können sich oft gar nicht vorstellen, dass ein medizinisches oder ein Versorgungsproblem mithilfe eines digitalen Gesundheitstools auch völlig anders und vielleicht viel besser gelöst werden kann.

Andererseits soll das neue digitale Tool Teil des sehr komplexen Systems der gesundheitlichen Versorgung im Gesundheitswesen (s. Kap. 4 *Hallo, ich bin neu hier, wie funktioniert das deutsche Gesundheitswesen?*) werden. Ob überhaupt und auch wie das digitale Tool in das System der gesundheitlichen Versorgung in Deutschland integriert wird (also erstattungsfähig zulasten der GKV ist), als auch darüber, ob es dann wirklich im Versorgungsalltag zum Einsatz kommt (also z. B. als DiGA verordnet oder von ÄrztInnen empfohlen wird), entscheidet maßgeblich die Einschätzung der „Profis" im System, insbesondere von ÄrztInnen und PsychotherapeutInnen, aber auch von Angehörigen anderer Heilberufe wie z. B. Gesundheits- und KrankenpflegerInnen.[3] Denn nur wenn diese überzeugt sind, dass das digitale Gesundheitstool eine hilfreiche Verbesserung der medizinischen Versorgung darstellt, hat es eine Chance in der Versorgung als (ggf. verordnungsfähige) Leistung zum Einsatz zu kommen. Und davon abgesehen, ist es unabhängig vom System der Finanzierung der Leistung erstrebenswert, ein digitales Gesundheitstool, wie z. B. eine DiGA zu entwickeln, dessen Nutzen die Professionals im Gesundheitswesen schnell verstehen und gut nachvollziehen können.

> **Am Anfang der Entwicklung eines digitalen Gesundheitstools sollte das eigene Verständnis und die genaue, umfassende Beschreibung des medizinischen Versorgungsproblems stehen, welches das Produkt lösen soll. Und zwar in einer Form, die von ÄrztInnen bzw. PsychotherapeutInnen verstanden und auch nachvollzogen werden kann.**

---

3   Wenn in diesem Kapitel von ÄrztInnen die Rede ist, können häufig (auch) andere Heil- und Gesundheitsberufe gemeint sein. Dies kann von Tool zu Tool aufgrund der unterschiedlichsten Anwendungsszenarien sehr stark variieren und sollte – wo passend – immer einfach mitgedacht werden.

6.1.1 Medizin verstehen

Nahezu jedem Versorgungsprozess im Gesundheitswesen liegt ein gesundheitliches Problem zugrunde: Eine Krankheit (ÄrztInnen sprechen synonym oft von einer „Erkrankung"), die entweder schon besteht, sich also manifestiert hat, oder deren Auftreten verhindert werden soll. Ob eine Erkrankung vorliegt, beurteilen ÄrztInnen bzw. PsychotherapeutInnen. Sie stellen eine **Diagnose** auf Grundlage medizinisch-fachlicher Kriterien. Diagnosen sind in der Medizin von zentraler Bedeutung, weil sie in einer oft unübersichtlichen Lage dazu dienen, Ordnung und ein für alle Beteiligten einheitliches Verständnis davon zu schaffen, welches medizinische Problem überhaupt besteht. Darüber hinaus entscheidet das Vorliegen einer Diagnose darüber, welche Behandlungen (z. B. die Verordnung eines Medikaments) oder auch, wenn zunächst nur der Verdacht auf das Vorliegen einer Erkrankung besteht (Verdachtsdiagnose), welche weiteren diagnostischen Maßnahmen (z. B. ein CT) indiziert sind, ob also die Indikation für eine bestimmte Maßnahme besteht.

Das alles mag trivial klingen, ist aber schon deshalb bedeutsam, weil die Behandlung und damit auch die Verordnung von Leistungen zulasten der GKV eine solche Diagnose voraussetzt. Krankenkassen dürfen Leistungen nur im Rahmen des Notwendigen genehmigen und prüfen daher im Einzelfall das Vorliegen einer Diagnose. Ausnahmen gibt es im Bereich der Primärprävention.

Diagnosen werden häufig mithilfe von **Klassifizierungssystemen und standardisierten Terminologien** beschrieben. In Deutschland am weitesten verbreitet und allen ÄrztInnen bekannt ist die ICD (International Statistical Classification of Diseases and Related Health Problems), derzeit in der Version **ICD-10-GM**.[4] Für viele Diagnosen existiert zudem eine ganze Reihe von synonymen Begriffen, auch diese finden sich im Alphabetischen Verzeichnis zur ICD-10-GM (früher „Diagnosenthesaurus" genannt, DIMDI 2020b) beim Deutschen Institut für Medizinische Information und Dokumentation (DIMDI).

> **Klarheit darüber, welche Erkrankung mithilfe des digitalen Gesundheitstools genau behandelt werden soll, ist bereits zu Beginn der Entwicklung relevant. Wie lautet die Diagnose?**

---

4   Weitere Informationen zum ICD finden sich beim Deutschen Institut für Medizinische Information und Dokumentation (DIMDI), dessen wesentliche Funktionseinheiten im Mai 2020 unter dem Dach des BfArM zu einer Behörde zusammengeführt wurden (DIMDI 2020a).

Neben der Klarheit über die Diagnose braucht es auch ein möglichst umfassendes Verständnis davon, wie die Erkrankung, die mit dem digitalen Gesundheitstool adressiert werden soll, überhaupt behandelt wird. Hierbei ist ein medizinisches (Grund-)Verständnis umso mehr erforderlich, als verschiedene digitale Gesundheitstools und DiGA unmittelbar in den eigentlichen **Behandlungsprozess** eingreifen. Darüber hinaus ist ein solches Verständnis auch unerlässlich für jedwede Gespräche mit ÄrztInnen und anderen Healthcare Professionals, wenn es z. B. darum geht, diese vom Nutzen zu überzeugen. Dafür braucht es ein Verständnis davon, wie die typische Situation betroffener PatientInnen aussieht, welche Symptome sie haben und welche **Diagnose- und Therapieverfahren** heute eingeführt sind (sog. Goldstandard). Dazu gehört auch zu wissen, wie häufig das vom digitalen Gesundheitstool adressierte Problem überhaupt vorkommt. Geht es um ein Problem, dass jährlich Millionen Menschen betrifft oder um eine seltene Erkrankung, die nur für sehr wenige Menschen relevant ist? Wobei Letzteres kein Grund sein sollte, kein digitales Gesundheitstool für die Betroffenen zu entwickeln.

Ein besonderes Augenmerk sollte von Anfang an auf die Frage gerichtet werden, ob – und wenn ja welche – **Risiken für PatientInnen** mit dem Einsatz des digitalen Gesundheitstools möglicherweise einhergehen können. Denn grundsätzlich lassen sich ÄrztInnen und alle Healthcare Professionals stets von dem sehr wichtigen Grundsatz „primum nil nocere" (lat. „zuallererst nicht schaden") leiten. Berechtigterweise ist die Kultur des Gesundheitswesens von dieser Grundhaltung im Sinne des Schutzes der PatientInnen zutiefst geprägt. Dies verträgt sich, das liegt auf der Hand, nicht ohne Weiteres mit dem Motto: „Move fast and break things", das dem Facebook-Gründer Mark Zuckerberg zugeschrieben wird.

Ein eigenes medizinisches Verständnis der durch das digitale Gesundheitstool adressierten Erkrankung und ihrer Behandlung (Symptomatik, Diagnostik, Therapie) ist unbedingt erforderlich.

6.1.2 Versorgungsprozesse verstehen

Neben einem Grundverständnis für die Erkrankung und die Prinzipien ihrer Behandlung, ist es sinnvoll, frühzeitig den gesamten Verlauf einer Erkrankung zu verstehen und zu lernen, wie die betroffenen PatientInnen in unserem Gesundheitswesen typischerweise versorgt werden. Ein Blick auf die **Patient Journey** der relevanten Erkrankung hilft dabei zu erkennen, an welcher Stelle im Versorgungsprozess ein digitales Gesundheitstool zur Anwendung kommen kann. Stark vereinfacht betrachtet, enthält die Patient Journey immer die nachfolgenden Schritte:

- **Symptome:** PatientInnen leiden unter gesundheitlichen Beschwerden, die sich in Form von Symptomen (z. B. Schmerzen, Abgeschlagenheit, Fieber, Luftnot etc.) bemerkbar machen. Oft versuchen PatientInnen, sich in dieser Phase zunächst selbst zu helfen (nicht zuletzt durch „googeln").

- **Diagnostik/Diagnosestellung:** PatientInnen nehmen ärztliche Hilfe in Anspruch. Um eine Diagnose zu stellen, läuft die ärztliche Behandlung grundsätzlich immer nach dem gleichen Schema ab:
  - **Anamnese:** Gespräch, bei dem die Beschwerden erfragt werden. Dies kann u. U. unterstützt werden durch PatientInnenfragebögen, bereits vorliegende Behandlungsunterlagen, PatientInnenaufzeichnungen etc.
  - **körperliche Untersuchung/Befunderhebung:** Untersuchung, meist mithilfe von einfachen Hilfsmitteln, wie z. B. Stethoskop, sofern erforderlich. Manche Erkrankungen können mit hoher Sicherheit schon allein auf Grundlage der Anamnese, ggf. in Kombination mit dem Bestehen von Symptomen (wie z. B. Fieber) diagnostiziert werden.
  - **apparative Diagnostik:** Durchführung diagnostischer Maßnahmen wie Sonographie, Röntgen, Labor etc. sofern zum Stellen der Diagnose erforderlich.

- **Therapie:** Auf Grundlage der Diagnose wird dann die Therapie eingeleitet. U. U. werden zunächst nur auf Grundlage von Verdachtsdiagnosen (oder auch „Arbeitsdiagnosen") oder sogar nur Symptomen (wie z. B. akuter Luftnot) therapeutische Maßnahmen (z. B. eine künstliche Beatmung) eingeleitet, weil eiliges Handeln geboten ist. Die Therapieoptionen sind vielseitig und hängen von der Erkrankung ab. Es kann bedeuten, dass ÄrztInnen bspw. Arzneimittel oder auch DiGA verordnen oder aber Physiotherapie und damit andere Healthcare Professionals einbeziehen.
  - **Rehabilitation:** Je nach Dauer und Schwere einer Erkrankung kann nach der Akutphase einer Erkrankung noch eine Phase der Rehabilitation als Teil der Therapie erforderlich sein.
  - **Begleitung bei chronischer Erkrankung:** Bei chronischen Erkrankungen kann eine dauerhafte (u. U. lebenslange) Therapie und entsprechend dauerhafte und regelmäßige ärztliche Begleitung erforderlich sein.

Bitte beachten: Das obige Schema ist bewusst sehr grob gehalten; die genannten Schritte können sich überschneiden und oft auch wiederholt erfolgen.

Durch die Betrachtung der Patient Journey wird auch klarer, in welchem Bereich der Versorgung das digitale Gesundheitstool zum Einsatz kommt (z. B. Zuhause, Arztpraxis, Krankenhaus, Rehaklinik) und von wem PatientInnen in diesem Sektor typischerweise betreut werden (z. B. ÄrztInnen, PhysiotherapeutInnen, Pflegende). Ob ein digitales Gesundheitstool in der ambulanten, der stationären Versorgung oder an der Schnittstelle verschiedener Sektoren Anwendung finden soll, ist frühzeitig zu klären. Schließlich gilt es, weiterhin zu verstehen, ob sich das digitale Gesundheitstool an PatientInnen oder auch an Healthcare Professionals richtet. Handelt es sich um ein digitales Gesundheitstool mit therapeutischer Funktion, dass ÄrztInnen ihren PatientInnen für die eigene Anwendung verordnen oder unterstützt es PatientInnen und Healthcare Professionals, z. B. indem es das Zusammenspiel zwischen beiden an den Grenzen der Sektoren erleichtert? Auch hier gilt es, die Patient Journey und die Abläufe im Alltag der PatientInnen und Healthcare Professionals zu verstehen.

Unabhängig von diesen Fragen bleibt die Einschätzung der Healthcare Professionals für jedes digitale Gesundheitstool relevant. Ihre Empfehlung wird darüber entscheiden, ob und wie PatientInnen die Anwendung nutzen.

Es sollte frühzeitig geklärt werden, wo das digitale Gesundheitstool in der Patient Journey angesiedelt sein wird, welche Versorgungssektoren betroffen sind und durch welche Healthcare Professionals die PatientInnen dort betreut werden.

6.1.3 Ökonomie verstehen

Zum Verständnis des eigenen digitalen Gesundheitstools und dessen Einordnung in die heutige Versorgungsrealität gehört schließlich die Klärung der wichtigen Frage, ob das digitale Gesundheitstool, insbesondere im Fall einer DiGA, ein bislang im Gesundheitswesen praktiziertes z. B. diagnostisches oder therapeutisches Verfahren oder einen Versorgungsprozess eher modifiziert, ergänzt oder aber vielleicht sogar ersetzen soll. Spätestens hier wird nämlich klar, welche der an der Versorgung beteiligten Healthcare Professionals im Gesundheitswesen vom zukünftigen Einsatz der Lösung profitieren werden, oder ob durch den Wegfall oder die Veränderung bislang üblicher Verfahren oder Prozesse in der Behandlung einer Erkrankung aktuell existierende Geschäftsmodelle infrage gestellt werden und unter Druck geraten.

Durch eine solche Betrachtung kann frühzeitig eingeschätzt werden, ob möglicherweise auch aus ökonomischen Gründen Zuspruch oder Widerstände (z. B. von ärztlichen Organisationen) bei der Einführung des digitalen Gesundheitstools zu erwarten sind. Wer gehört möglicherweise zu den Befürwortern, wer muss besonders intensiv vom Nutzen überzeugt werden und wer hat ein Interesse daran, das digitale Gesundheitstool zu finanzieren? Solche Überlegungen können im Kontext des deutschen Gesundheitssystems ausgesprochen komplex sein. Denn die Finanzierung von Leistungen unseres Gesundheitswesens ist stark reguliert und nicht zuletzt geht es in vielen Regelungen, die zwischen den gesetzlichen Krankenkassen und den Verbänden der Leistungserbringer (wie z. B. Kassenärzte, Krankenhäuser) ausgehandelt werden darum, ökonomische Fehlanreize zu vermeiden. Ein digitales Gesundheitstool, z. B. eine DiGA, kann in diesem sorgfältig austarierten System zu erheblichen Irritationen führen. Dies kann selbst dann der Fall sein, wenn der Nutzen für PatientInnen oder Versorgungsprozesse eindeutig auf der Hand zu liegen scheint.

Die Klärung der folgenden Fragen ist für die **Entwicklung eines Geschäftsmodells** für jede Innovation in der Gesundheitsversorgung geradezu elementar:

- Modifiziert, ergänzt oder ersetzt ein digitales Gesundheitstool – insbesondere eine DiGA – Elemente der heutigen Versorgungsrealität?
- Geraten durch den Einsatz des neuen digitalen Gesundheitstools aktuelle Geschäftsmodelle unter Druck?
- Wer, neben den PatientInnen, profitiert von der Entwicklung?

6.1.4   Wer kann mir helfen?

Um die Medizin, die Versorgungsrealität und die ökonomischen Rahmenbedingungen zu verstehen, ist es unbedingt ratsam, frühzeitig in den Austausch mit ÄrztInnen und anderen relevanten Healthcare Professionals zu treten und diese intensiv und dauerhaft in den gesamten Entwicklungsprozess fest mit einzubeziehen.

Dabei ist es sinnvoll, früh festzustellen, von welchem medizinischen Fachgebiet die Erkrankung überwiegend behandelt wird. Nicht alle ÄrztInnen besitzen zwingend das geeignete Spezialwissen. Einschlägige klinische und ambulante Erfahrung auf fachärztlichem Niveau sollte jedoch frühzeitig einfließen.

Ein ideales medizinisches Beraterteam von ÄrztInnen könnte aus digital-affinen WeiterbildunsgassistentInnen des Fachgebietes sowie ÄrztInnen bestehen, die nach Möglichkeit Erfahrungen im Umgang mit dem Krankheitsbild haben und ggf. auf diesem Gebiet auch wissenschaftlich aktiv sind. Gerade letzteres ist in seiner Bedeutung nicht zu unterschätzen. Denn für digitale Gesundheitstools, die sich an PatientInnen richten und die eine therapeutische oder diagnostische Funktion haben, ist der wissenschaftliche Nachweis der Wirksamkeit erforderlich, damit sie in der Versorgung dauerhaft zur Anwendung kommen können.

Wer über solche Kontakte (noch) nicht verfügt, sollte sich nicht scheuen aktiv nach solchen Menschen zu suchen. In aller Regel sind ÄrztInnen, besonders wenn sie im wissenschaftlichen Umfeld z. B. von Universitätskliniken tätig sind, interessiert an neuen Entwicklungen in ihrem Fachgebiet und als ForscherInnen meist „open minded". Dies umso mehr, wenn Sie feststellen, dass das Gegenüber sich bereits nach Kräften sachkundig gemacht hat. Neben ÄrztInnen sollten ggf. auch intensive Kontakte mit anderen beteiligten medizinischen Berufen (z. B. PhysiotherapeutInnen, LogopädInnen, Pflegeberufe) aufgenommen und diese in die Entwicklung mit einbezogen werden. Die Patient Journey gibt bei der Suche nach geeigneten AnsprechpartnerInnen Orientierung.

Neben den Healthcare Professionals im engeren Sinn ist es auch ratsam Menschen, die spezifische Kenntnisse von den Versorgungsprozessen und den (gesundheits-)ökonomischen Rahmenbedingungen haben, als beratende Partner bei der Entwicklung zu identifizieren.

Bei der Einbindung jedweder Fachexpertise sollte nicht übersehen werden, dass die Mitarbeit auch für die ExpertInnen attraktiv gestaltet werden sollte (z. B. durch angemessene Vergütung, Forschungsmöglichkeit etc.) und davon auch die Qualität der Beratung abhängen kann.

Anlaufstellen für weitere Recherchen und Kontaktaufnahmen können sein:

- **Medizinische Fachgesellschaften.** Viele dieser Fachgesellschaften haben inzwischen Arbeitsgruppen oder Gremien, die sich zum Teil sehr aktiv und zunehmend mit Digitalisierung befassen. 179 deutsche wissenschaftlich-medizinische Fachgesellschaften sind zusammengeschlossen in der AWMF (Arbeitsgemeinschaft der wissenschaftlich-medizinischen Fachgesellschaften).
- **Universitätskliniken**, und dort spezifische Fachabteilungen bzw. Kliniken als auch Abteilungen und Bereiche, die sich mit Digitalisierung und Innovation befassen.
- **Bundesärztekammer, Kassenärztliche Bundesvereinigung und Bundespsychotherapeutenkammer.** All diese Organisationen befassen sich intensiv

mit der Digitalisierung in der Medizin und veröffentlichen hierzu inzwischen umfangreiche Informationen, Handreichungen, Positionspapiere etc.

- **Ärztliche und psychotherapeutische Berufsverbände** sowie die Berufsverbände vieler anderer Gesundheitsberufe.
- **Gesetzliche Krankenkassen und private Krankenversicherer.** Diese vertreten zwar nicht originär die Interessen der sog. Leistungserbringer im Gesundheitswesen, haben aber einen guten Überblick über die Versorgungsrealität, ökonomische Fragen und weitere Rahmenbedingungen – und zahlen meist am Ende ohnehin für die Leistung.
- **Inkubatoren und Acceleratoren** für den Bereich digitale Gesundheit.

Dies ist nur ein Ausschnitt der Möglichkeiten. Letztlich gilt es, bei der Entwicklung eines digitalen Gesundheitstools so früh wie möglich und dann kontinuierlich den Sachverstand der „Profis" im Gesundheitswesen mit einzubeziehen.

Und sollte sich dann früh erweisen, dass die eigene Idee nur schwer umsetzbar sein dürfte, ist auch das kein Grund gar nicht zu gründen. Immer mehr setzt sich nämlich die Erkenntnis durch, dass gute Ideen für neue digitale Gesundheitstools auch und gerade dadurch entstehen können, dass EntwicklerInnen von digitalen Lösungen aktiv auf ÄrztInnen und Healthcare Professionals zugehen und mit diesen von Anfang an gemeinsam, z. B. im Rahmen von Hackathons, überlegen, welche Verfahren und Prozesse in unserem Gesundheitswesen durch den Einsatz digitaler Tools verbessert werden können. Immer mehr Organisationen im Gesundheitswesen haben dezidierte Teams (z. B. Arbeitsgemeinschaften der medizinischen Fachgesellschaften, Hubs der Krankenhäuser, Innovationsteams der Krankenkassen), die sich mit der Digitalisierung aus ihrer jeweiligen Perspektive beschäftigen, und haben oft bereits zahlreiche Ideen an welchen Stellen digitale Gesundheitstools hilfreich sein könnten. Es lohnt sich, hier früh in den Dialog zu treten.

6.2   Einbindung der PatientInnenexpertise

Ebenso wichtig wie die Einbindung ärztlicher Expertise ist es, die Bedürfnisse derjenigen zu verstehen, um die es letztendlich im Gesundheitssystem geht: die PatientInnen.

Nicht umsonst wird von der **Patient Journey im Gesundheitswesen** gesprochen. PatientInnen – insbesondere die mit einer chronischen Erkrankung – kennen nicht nur ihre gesundheitliche Situation und die sich daraus ergebenden Bedarfe sowie die Behandlungsabläufe sehr gut. Sie meistern in einem analogen Gesundheitssystem den Übergang zwischen den sogenannten Sektoren und den unterschiedlichen Healthcare Professionals und kompensieren damit viele organisatorische Defizite im gegenwärtigen System.

Dabei wandeln sich mehr und mehr das Selbstverständnis und damit die Ansprüche dieser PatientInnen. **Mündige PatientInnen** übernehmen eine zunehmend aktive Rolle. Sie sind informiert und fordern Mitsprache auf der Basis umfassender Transparenz ein. Die Erfahrungen mit digitalen Technologien in anderen Wirtschafts- und Lebensbereichen befördern diese Entwicklung.

Bislang hinkt der Gesundheitsbereich bezüglich der Ausprägung digitaler Technologien im Alltag anderen Bereichen noch deutlich hinterher. Entsprechend schwierig ist es für traditionelle Gesundheitsanbieter, diesen neuen Anforderungen der mündigen PatientInnen gerecht zu werden. Gesundheitseinrichtungen hatten auf Basis bestehender IT-Infrastruktur nicht die Möglichkeiten, dieser neuen Situation konstruktiv zu begegnen. Das wird sich in den kommenden Monaten mit großer Geschwindigkeit ändern. So wurden in den vergangenen 2 Jahren die regulatorischen und technologischen Voraussetzungen für eine neue digitale Organisationsstruktur im deutschen Gesundheitswesen geschaffen. Der DiGA-Fast-Track mit der „App auf Rezept" ist gewissermaßen der Startschuss. Die Einführung der ePA im Januar 2021 mit dem darauffolgenden eRezept zum 1.7.2021 wird die Dynamik der digitalen Transformation nochmals deutlich verstärken. Die ePA stellt für die PatientInnen nicht nur einen Ort für die sichere Aufbewahrung aller relevanten Gesundheitsdaten dar, sondern gibt ihnen auch ein wichtiges digitales Werkzeug für die Kommunikation in Richtung Leistungserbringer an die Hand. Wer sich an die Anfänge digitaler Gesundheitstools erinnert, kommt nicht umhin anzumerken, dass die Entwicklung vieler digitaler Innovationen im Gesundheitswesen zu Beginn von GründerInnen getrieben wurde, die aus einer persönlichen Betroffenheit heraus handelten, als PatientIn oder als Angehörige. Dieser Ansatz einzelner Pioniere wurde nunmehr durch einen systemischen Ansatz ergänzt.

Der Nutzen digitaler Technologien ergibt sich aus deren Nutzung – und ist wohl das wichtigste Element, Innovationen voranzutreiben.

Dies ist besonders dann der Fall, wenn der persönliche Bedarf und damit der potenzielle persönliche Nutzen hoch sind (von Hippel 1988; Canhão u.

Zejnilovicand 2017). Das gilt für PatientInnen ebenso wie für Angehörige. Neben dem Potenzial inkrementelle Innovation zu entwickeln, wird PatientInnen auch zugeschrieben, radikale Innovationen zu entwickeln (Røtnes u. Staalesen 2009).

Zu den bekanntesten Beispielen weitreichender Innovationen durch PatientInnen gehören sicher die DIY-Closed-Loop-Systeme („künstliche Pankreas") für Diabetes-Typ-1-PatientInnen. Eine Patientin aus den USA entwickelte zusammen mit ihrem Partner bereits im Jahr 2013 eine Lösung für ihren eigenen Gebrauch. Darauf aufbauend entstand eine aktive Open-Source-Community, die es bis heute mehr als 2.000 Menschen weltweit ermöglicht hat, sich eine eigene künstliche Bauchspeicheldrüse (Pankreas) zu bauen (OpenAPS 2019).

Ein weiteres Beispiel ist die Bewegung der Clusterbusters, die Cluster-Kopfschmerz-PatientInnen in den USA versammelt. Die Organisation nimmt eine sehr aktive Rolle in der medizinischen Forschung im Bereich der Clusterkopfschmerzen ein, z. B. indem PatientInnen und geeignete Studien zusammengebracht werden oder indem Fragestellungen mit den ForscherInnen entwickelt werden.

Solche Plattformen, die Communities zusammenbringen und den Austausch ermöglichen, sind lebendige Beispiele für die zunehmend aktive Gestaltungsrolle betroffener PatientInnen, die durch digitale Technologien erheblich gestärkt wird.

International, aber auch hierzulande gibt es eine Vielzahl weiterer Initiativen und engagierter Persönlichkeiten, die medizinische Forschung und die Entwicklung patientenorientierter Lösungen aktiv vorantreiben. Die Rolle der PatientInnen in der Entwicklung digitaler Innovationen gewinnt daher an Relevanz, was die Einbindung der PatientInnen in die Entwicklung digitaler Lösungen entsprechend rechtfertigt (Kanstrup et al. 2015).

Auf der Suche nach AnsprechpartnerInnen sind zunächst Patientenorganisationen und Selbsthilfegruppe gute erste Anlaufstellen. Es gibt eine Vielzahl von Selbsthilfeorganisationen in Deutschland, viele davon sind in Dachorganisationen, wie z. B. der Bundesarbeitsgemeinschaft Selbsthilfe von Menschen mit Behinderung, chronischer Erkrankung und ihren Angehörigen e.V. (BAG SELBSTHILFE) organisiert. Auf Bundesebene gibt es weitere Patientenorganisationen wie bspw. die Bundesarbeitsgemeinschaft der Patientenstellen und -initiativen (BAGP) oder auch den Bundesverband Verbraucherzentrale und die Deutsche Arbeitsgemeinschaft

Selbsthilfegruppen e.V. Oftmals trifft man hier auf bereits bestehende Kooperationen zwischen den medizinischen Fachgesellschaften und ihren indikationsbezogenen Patientenorganisationen. Dementsprechend bieten sich auch Fachgesellschaften als Adressaten an bzw. können bei der Suche nach PatientInnen hilfreiche Verbündete sein. Darüber hinaus gibt es in vielen Bereichen engagierte Persönlichkeiten, die z. B. in den sozialen Medien über ihren Alltag mit einer chronischen Erkrankung sprechen und sich aktiv für die Belange der Erkrankten engagieren.

Sicherlich sind viele PatientInnen durch die persönliche Gesundheitssituation, Alter oder andere Umstände nicht in der Lage oder womöglich auch persönlich nicht bereit, aktiv Veränderungen im System voranzutreiben. Dem gegenüber aber steht eine wachsende Zahl mündiger PatientInnen und deren Angehörige, die gern bereit sind, ihre ganz konkreten Ansprüche und Erwartungen an eine moderne Medizin mit Entwicklern und Innovatoren zu teilen. Ihre Erfahrungen und Aspirationen sollten für alle EntwicklerInnen digitaler Gesundheitstools von enormer Bedeutung und Hilfe sein, adressieren sie doch die tatsächlichen Herausforderungen der wirklichen Zielgruppe.

PatientInnen sollten als ExpertInnen ihrer Erkrankung betrachtet werden. Durch ihr Wissen um Behandlungsabläufe, Alltagsprobleme und weitere persönliche Erfahrungen können sie entscheidend zur Entwicklung digitaler Gesundheitstools beitragen, indem sie die echten Bedarfe effektiv adressieren.

6.3 Krankenhäuser – Digitale (Gesundheits-)Tools

Krankenhäuser stehen für einen zentralen Teil des leider noch immer in Sektoren denkenden und funktionierenden Gesundheitswesens. Lange waren Krankenhäuser vereinfacht gesagt **„Closed-Shop-Einrichtungen"**, d. h. wenn PatientInnen von ihren HausärztInnen für einen operativen Eingriff an ein Krankenhaus eingewiesen wurden, hatten sie oftmals nicht mehr als eben einen „Einweisungsschein". Darin enthalten war ein Hinweis auf den notwendigen Eingriff bzw. die Verdachtsdiagnose. Darüber hinaus wurden aber kaum strukturierte klinische Daten ausgetauscht – weder digital noch papiergebunden. So werden Röntgenbilder, Medikationspläne oder andere medizinische Dokumente nur in Ausnahmefällen bei der Aufnahme aus dem ambulanten Sektor in das Softwaresystem des Krankenhauses (KIS = Krankenhaus-Informations-System) übernommen. Selbst die terminliche Anbahnung eines Krankenhausaufenthaltes funktioniert in der Regel noch telefon- und/oder faxbasiert. Nur wenige Kliniken ermöglichen Online-Terminvergaben, oder nutzen Online-Tools, um Fragen zur Aufnahme und Anamnese durch PatientInnen im Vorfeld eingeben zu lassen.

Die Gründe für die **Kommunikationsbrüche zwischen den Sektoren** sowie auch zwischen den Institutionen innerhalb des gleichen Sektors sind vielfältig: Oft liegen die Daten nicht vor, weil sie in den Praxen oder Krankenhäusern schlicht verloren gegangen sind. Auch PatientInnen vergessen bzw. verlieren die Unterlagen häufig. Darüber hinaus sind medizinische Daten nur selten digital/maschinenlesbar/strukturiert vorhanden. Auch behält sich die aufnehmende Institution aus schwer nachvollziehbaren Gründen mitunter vor, medizinische Befunde erneut zu erheben, selbst wenn dies zu Doppeluntersuchungen führt, die weder ökonomisch noch medizinisch sinnvoll sind.

In der Konsequenz für PatientInnen besonders krass ist der **Kontinuitätsbruch** bei der Arzneimittelversorgung. Krankenhäuser verfügen in der Regel über eine eigene Krankenhausapotheke, die meist nur ein im Handel vertriebenes Präparat für jede der wichtigen Wirksubstanzgruppen vorhält. Wird ein Patient im Krankenhaus aufgenommen, werden die vom Haus- oder Facharzt verschriebenen Präparate gegen Arzneimittel ersetzt, die in der Krankenhausapotheke verfügbar sind. Meistens sind sie zwar wirkstoffgleich, haben aber andere Handelsnamen und Verpackungseinheiten. Die Frage: „Und was ist mit den Tabletten, die der Patient noch dabei/Zuhause hat?", ist naheliegend und führt täglich tausendfach zu Konfusion und Irritationen. Bei der Entlassung der PatientInnen kehrt sich der Prozess um, damit er bzgl. der Medikation von der „Hausliste" der Krankenhausapotheke wieder durch Apotheken vor Ort oder die Versandapotheken bedient werden kann. Die damit einhergehende Verunsicherung der PatientInnen ist eklatant.

Und dennoch sind deutsche Krankenhäuser ausgesprochen leistungsfähig, wie die Corona-Pandemie nochmals eindrücklich unter Beweis gestellt hat. Garant des Erfolges ist die unter Normalbedingungen erprobte Fähigkeit der Improvisation. Leistungsbereite MitarbeiterInnen, die es gewohnt sind, bestehende Prozessdefizite durch Improvisation zu kompensieren, sind während der Krise über sich hinausgewachsen und haben durch „kreatives Machen" Schlimmeres verhindert. Dabei wurde und wird zunehmend klar, dass diese Tugenden nicht immer ausreichen. Das gilt für die Nachverfolgung von Infektionsketten in den Gesundheitsämtern mit Fax und Telefon ebenso wie für das Finden freier Intensivkapazitäten, oder die Versorgung schwerst-erkrankter PatientInnen in kleinen Intensiveinheiten.

Als Konsequenz aus diesen Erfahrungen hat der Gesetzgeber das **Kranken-hauszukunftsgesetz (KHZG)** auf den Weg gebracht. Mit einer Summe von insgesamt mehr als 4 Mrd. Euro sollen die digitalen Strukturen in deutschen Krankenhäusern flächendeckend gestärkt werden. Das gilt für organisatorische Prozesse ebenso wie für die Steuerung und Umsetzung medizinischer Inhalte bei der Versorgung der PatientInnen. Die Digitalisierung im stationären Sektor ist in Deutschland wenig weit entwickelt. Diese Defizite sollen mithilfe des KHZG behoben werden.

6.3.1 DiGA und das Krankenhaus

In der Welt des Krankenhauses, die im Wesentlichen dadurch gekennzeichnet ist, dass PatientInnen sie stationär, also über Nacht, erleben, gelten auch vollkommen andere Vergütungsregeln. So erfolgt die Finanzierung über ein vom ambulanten Sektor komplett getrenntes Budget. Dies hat grundlegende Konsequenzen für die in diesem Buch gegenständlichen DiGA und ihre Erstattung. So können **DiGA im Sinne des DVG von KrankenhausärztInnen im Rahmen des sog. Entlassmanagements nach § 39 Absatz 1a SGB V** für den Einsatz im ambulanten Umfeld verordnet werden. Dabei muss es um die Unterstützung des Heilungsprozesses im ambulanten Umfeld gehen. Eine separate Vergütung von digitalen Unterstützungstools, die während des stationären Aufenthaltes zum Einsatz kommen, ist bislang nicht vorgesehen. Auch diese Lücke soll das KHZG schließen. Allerdings ist davon auszugehen, dass DiGA in der ambulanten Nachsorge von stationären Eingriffen eine erhebliche Rolle spielen werden.

6.3.2 Digitale Zukunft – Auch im Krankenhaus

Während eines stationären Aufenthalts im Krankenhaus entstehen zahlreiche mehr oder weniger strukturierte Daten: Textbefunde, Bilder, Medikation, Vitaldaten, Rechnungsdaten, Aufklärungsbögen, Diagnosen, Prozeduren, aber auch andere Daten wie Essensbestellungen und Patientenentertainment. Gerade Letztere können für das digitale Erleben der PatientInnen eine erhebliche Bedeutung entfalten. Die unterschiedlichen Inhalte sind an unterschiedliche rechtliche Rahmenbedingungen gekoppelt. Sie unterliegen speziellen Aufbewahrungs- und Löschpflichten, die zurzeit noch händisch abgearbeitet werden.

An COVID-19 ist wenig Gutes zu finden – zumindest aber hat der Virus eine katalysierende Wirkung auf die Einführung digitaler Werkzeuge, mit der sich unser Gesundheitswesen in den letzten Jahrzehnten eher schwergetan hat. Auch in den Krankenhäusern gibt es diese digitale Initialzündung. Das gilt in besonderem Maße für die Digitalisierung organisatorischer Binnenprozesse wie Aufnahme, Entlassung, Dokumentation oder Arzneimittelversorgung während des Krankenhausaufenthaltes. Aber auch Patientenportale und andere digitale Unterstützungen für eine bessere Patientenversorgung sollen gefördert werden. Gleichzeitig werden alle Krankenhäuser bis Mitte 2021 an die TI angeschlossen. Somit werden auch KrankenhausärztInnen Zugriff auf die ePA haben (s. Kap. 10 *ePA und TI – ein Blick über den DiGA-Tellerrand*) und in der sektorübergreifenden Versorgung gestärkt.

6.3.3 Digitale Tools im Krankenhaus

Neben digitalen Gesundheitstools, wie etwa DiGA im Entlassmanagement, spielen in Krankenhäusern insbesondere prozessunterstützende Sekundär- oder Tertiäranwendungen eine Rolle. Also Softwarelösungen, die nicht unmittelbar im klinischen Behandlungszusammenhang der ÄrztInnen oder Pflegekräfte eingesetzt werden, sondern eher die organisatorischen Abläufe verbessern und somit eine spezielle Form von digitalen Tools für Healthcare Professionals darstellen.

Da das **Entlassmanagement** durch den Gesetzgeber geregelt wurde (§ 39 Absatz 1a SGB V), sind die Krankenhäuser verpflichtet, diesen Prozess strukturiert zu organisieren, wobei die Bestands-Krankenhausinformationssysteme (KIS) oft noch insuffiziente Funktionalitäten anbieten und die Häuser daher auf Spezialanwendungen zurückgreifen. Ziel ist es, mit solchen digitalen Lösungen für das Entlassmangement den PatientInnen einen nahtlosen Übergang vom stationären Sektor in die Rehabilitation oder die ambulante bzw. häusliche Versorgung zu bahnen. Auch schon vor der gesetzlichen Regelung hatten Krankenhäuser etablierte Beziehungen zu poststationären Einrichtungen in ihrer räumlichen Nähe, allerdings hat sich durch die explizite Verpflichtung eine solche Ausweitung der Verantwortung ergeben, dass dieser Bereich des Entlassmanagements sehr ressourcenintensiv geworden ist und unter der fehlenden Digitalisierung und Standardisierung leidet.

Daher bleibt er ein guter Ansatzpunkt, um digitale Lösungen zu platzieren. Doch wie kann das datentechnisch funktionieren? Der Mittelpunkt der Verarbeitung von Patientendaten in einem Krankenhaus ist das **Krankenhausinformationssystem** (KIS). Patientenbewegungen und Kommunikation von Daten, Befunden, medizinischen und abrechnungsrelevanten Leistungen werden über zentrale Kommunikationsserver an Drittsoftwareprodukte verteilt. Das sind bspw. bildgebende Scanner in der

Radiologie, Labore, Spezialsysteme im OP, der Ambulanz und der Intensivmedizin. In großen Häusern der Maximalversorgung können es einige hundert solcher Kommunikationssysteme sein, die alle zuverlässig über den aktuellen Status und Aufenthalt der PatientInnen unterrichtet sein müssen.

Der bisher dafür gesetzte IT-Standard ist **HL7** (**Health Level Seven**). HL7 ist zum einen die Organisation, die den Standard entwickelt, die „7" weist auf die siebte Schicht des ISO/OSI Referenzmodells hin. Zum anderen ist es die Familie von Kommunikationsstandards, bestehend aus Version 2, der Clinical Document Architecture (CDA) und neuerdings auch **FHIR** (**Fast Healthcare Interoperability Resources**). Im Krankenhaus wird vornehmlich noch HL7 Version 2 eingesetzt. In so manchen internationalen und nationalen Interoperabilitätslösungen kommt auch CDA zum Zuge. Neben diesen stabilen und etablierten Standards hat die HL7-Gruppe in der Zwischenzeit eben auch FHIR entwickelt, die dritte Generation aus der Standardfamilie, mit Fokus auf mobile und agile Kommunikation. FHIR ist für Entwickler digitaler Tools sicherlich deutlich handhabbarer, weil es aktuellen Paradigmen der Softwareentwicklung folgt. Darüber hinaus haben sich in den letzten Jahren diverse Initiativen und ganze Communities entwickelt, die sich intensiv um eine Standardisierung von Daten und auch eine semantische Interoperabilität kümmern. Mehr dazu findet sich an anderer Stelle in diesem Buch (s. Kap. 6.4 *Interoperabilität und Datenformate – Das Miteinander von Menschen und Systemen*).

Diese datentechnischen Interoperabilitätsformate überwinden die Brüche zwischen den Sektoren. Daher die klare Empfehlung an alle digitalen Innovatoren in Krankenhausumfeld:

> **Digitale Anwendungen für das Krankenhaus – egal ob sie medizinische oder organisatorische Prozesse unterstützen – sollten unbedingt den Paradigmen von FHIR, cocos und SNOMED CT folgen. Nur so können digitale Lösungen über Sektoren hinweg ihre volle Wirkung entfalten.**

6.4 Interoperabilität und Datenformate – Das Miteinander von Menschen und Systemen

Dank der neuen Gesetzeslage können DiGA und weitere digitale Tools nun vermehrt unmittelbar in der Versorgung eine Rolle spielen. Was wäre, wenn all diese digitalen Tools kommunizieren müssen und dabei jedes

eine andere Sprache spricht, also in einem eigenen Datenformat program-
miert ist? Die Situation ließe sich treffend als Chaos beschreiben. Dann
müsste jedes teilnehmende System lernen, wie die anderen z. B. Namen,
Diagnosen oder Laborwerte mitteilen. Das ist ein hoffnungsloses Unter-
fangen und gefährdet womöglich gar PatientInnen, denn Missverständnisse sind vorprogrammiert. Das wäre in etwa so, als wenn ElektrikerIn-
nen nach eigenen Vorstellungen Kabel aus der Wand an Geräte anschlie-
ßen würden. Das wäre unsicher und gefährdend – deshalb gibt es standardisierte Steckdosen.

Standardisierung bedeutet aber nicht, dass alles starr einer Vorgabe folgt.
Analog gibt es bei den Steckdosen auch diverse Ausführungen, Farben und
Formen, in Baumärkten hervorragend zu sehen. Aber das Funktionsprin-
zip ist gleich (s. Abb. 4).

Damit DiGA und andere digitale Tools mit anderen Anwendungen wie
Computersystemen in Arztpraxen oder in Krankenhäusern Daten austauschen können, werden Standards angewendet, um so zielgerichtet, eindeutig und sicher zusammenzuarbeiten. Am besten werden diese Standards international festgelegt und auf deutsche Besonderheiten zuge-
schnitten. Bisher sind solche internationalen Standards in Deutschland
noch nicht flächendeckend etabliert. Der Gesetzgeber hat aber nun konkrete Schritte unternommen, um dies zu ändern. Das Anwenden solcher
Standards führt zu **Interoperabilität**.

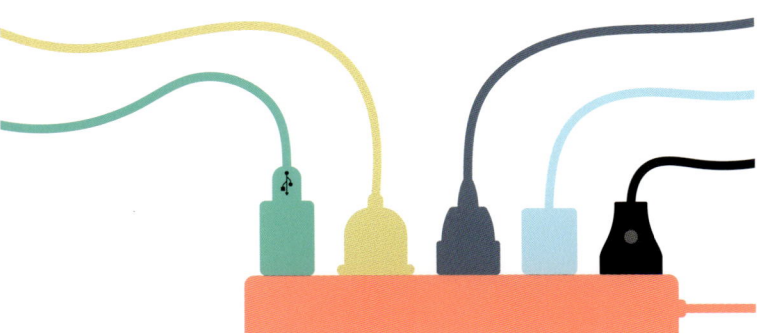

Abb. 4   Standardisierung schafft durch Leitplanken Sicherheit ohne Vielfalt einzu-
schränken: Es gibt zwar unterschiedliche Steckdosenformen und -farben, aber
alle funktionieren im Prinzip gleich und halten sich an Rahmenvorgaben für
größtmögliche Kompatibilität und Sicherheit.

Definition Interoperabilität

- **Was zeichnet Interoperabilität aus?** Interoperabilität ist die Fähigkeit von zwei oder mehr Menschen, Organisationen oder Systemen, Informationen auszutauschen, diese zu verstehen und wiederzuverwenden.
- **Was heißt das im Detail?** Interoperabilität beschreibt übergeordnet die Fähigkeit von Organisationen, im Interesse der Verfolgung von gemeinsamen Zielen zusammenzuwirken. Dies schließt ein, den Austausch von Informationen und Wissen zwischen den beteiligten Organisationen durch von ihnen unterstützte Geschäftsprozesse mittels Datenaustausch zwischen ihren Informations- und Kommunikationssystemen zu gewährleisten.
- **Ist Interoperabilität ein deutsches Phänomen?** Nein. Interoperabilität schließt die Berücksichtigung von europäischen Empfehlungen und Vorgaben und die Beachtung internationaler Standards ein, um größtmögliche Kompatibilität in der Implementierung von Standards und Effizienzsteigerung in der Entwicklung und Nutzung von Systemen zu erreichen, wo auch immer sie eingesetzt werden.

Bemerkenswert ist, dass die Nutzung von Interoperabilitätsstandards Raum gibt für andere wichtige Schritte in der Entwicklung eines digitalen Tools oder einer DiGA. Das macht das sogenannte Hutschnur-Modell (s. Abb. 5) deutlich: Durch die Nutzung von Interoperabilitätsstandards ist der Aufwand für eine digitale Anwendung, interoperabel

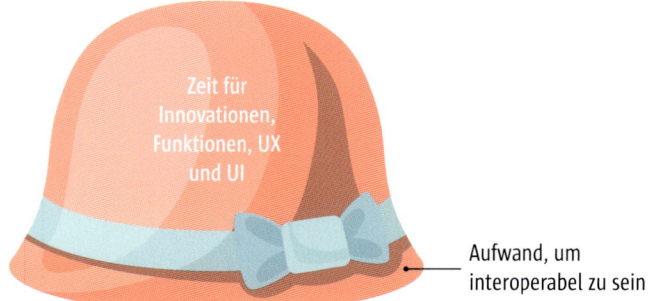

Zeit für Innovationen, Funktionen, UX und UI

Aufwand, um interoperabel zu sein

Abb. 5   Das sogenannte „Hutschnur-Modell" macht deutlich, dass der Aufwand für eine digitale Anwendung, interoperabel zu sein, im Idealfall gering ausfällt (unter der Hutschnur), weil gute Rahmenbedingungen vorhanden sind und somit mehr Raum für Innovationen, Funktionen, Anwendererlebnis (UX) und Benutzerführung (UI) gegeben ist.

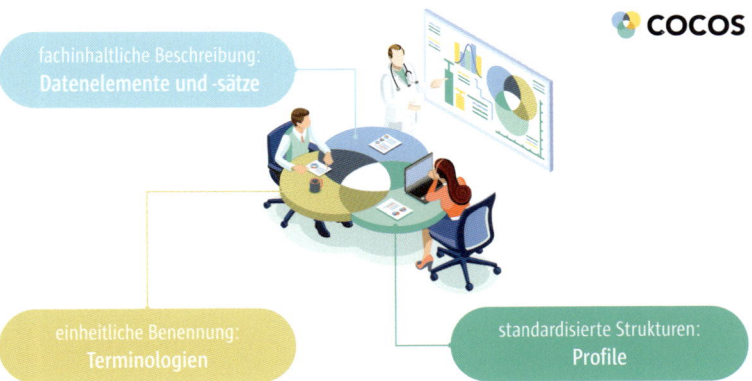

fachinhaltliche Beschreibung:
Datenelemente und -sätze

COCOS

einheitliche Benennung:
Terminologien

standardisierte Strukturen:
Profile

Abb. 6   Kernpunkte für Interoperabilität am Beispiel der cocos-Initiative

zu sein, dank guter Rahmenbedingungen gering. Dadurch bleibt mehr Raum für Innovationen, Funktionen, Anwendererlebnis (UX) und Benutzerführung (UI).

Aus medizinischer Sicht besteht im Behandlungsfall ein Anspruch der PatientInnen auf interoperable Datenübertragung in der medizinischen Versorgung, die nachweisbar die Sicherheit in der Behandlung erhöht, z. B. weil kommunikative oder inhaltliche Missverständnisse vermieden werden. In Teilen hat man die Bedeutung interoperabler Standards schon auf europäischer Ebene erkannt. Entsprechendes findet sich im Erwägungsgrund 68 der DS-GVO. Hinzu kommt, dass man mit der Einhaltung von Standards wesentlich wirtschaftlicher arbeiten kann. Kosten für diverse Anbindungen verschiedener Systeme werden auf das Berücksichtigen und „Einbauen" eines Standards reduziert. Wenn also Wirtschaftlichkeit geboten ist, kommt man um Standards für Interoperabilität gar nicht herum.

Konkret umgesetzt wurde dies bereits in der **Corona-Component-Standards-Initiative** (**cocos-Initiative**). Hieran zeigt sich, dass Interoperabilität im digitalen Gesundheitswesen im Kern auf drei Säulen fußt (s. Abb. 6):

- der medizinisch-fachinhaltlichen Anforderungsanalyse für umrissene Anwendungsfälle im Sinne von Datenmodellen und Abläufen/Prozessen,
- den einheitlichen Benennungen der Informationen (Terminologien) und
- technischen Datenformaten, die möglichst Anwendungsfall-übergreifend definiert und wiederverwendet werden.

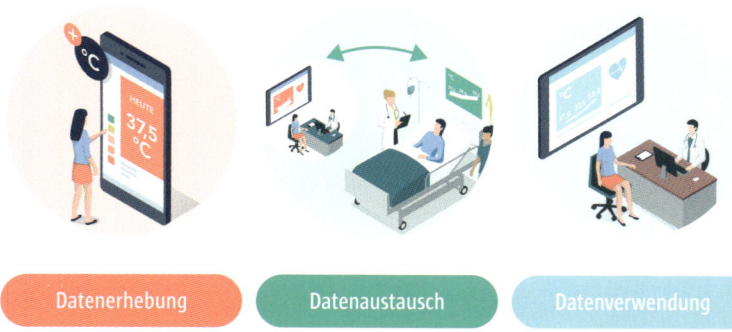

Datenerhebung   **Datenaustausch**   **Datenverwendung**

Abb. 7   Sind die Kernpunkte für Interoperabilität sachgemäß behandelt, können Daten verlässlich und eindeutig erhoben, ausgetauscht und weiterverwendet werden.

Damit sind die wichtigsten Bereiche zum Thema Interoperabilität zunächst abgedeckt und Daten können verlässlich und eindeutig erhoben, (gespeichert), ausgetauscht und weiterverwendet werden (s. Abb. 7).

Gerade da Nutzer digitaler Tools, egal ob krank oder gesund, mobil sind und somit Gesundheitsprobleme überall in der Welt auftauchen können, müssen internationale Standards hier sicher den Vorzug haben. Wird neben Versorgung auch die Forschung betrachtet, drängt sich die Nutzung internationaler Standards gerade zu auf.

In den unterschiedlichen Bereichen des Gesundheitssystems, z. B. im Krankenhaus oder in der ambulanten Versorgung, haben sich bestimmte Standards bereits herauskristallisiert, die unter anderem auch für die ePA genutzt werden (s. Kap. 10 *ePA und TI – Ein Blick über den DiGA-Tellerrand*). Für EntwicklerInnen digitaler Tools – und im speziellen von DiGA – ist es sinnvoll, sich diesen Standards anzuschließen. Dies ist auch darin begründet, dass sie **einfach, leicht und schnell einzubauen sind (Implementierbarkeit)**, gute Vorgaben für interoperable Lösungen bieten und in **gut verständliche Bausteine** aufgeteilt sind, ähnlich Legobausteinen. So lässt sich mit den Bausteinen für jede Anwendung die passende Lösung finden. Bereits realisiert sind solche schnellen Interoperabilitätslösungen für Kommunikation im Gesundheitswesen mit Bausteincharakter durch **FHIR (Fast Healthcare Interoperability Resources)**. Dieser Standard bietet – zusammen mit modernen, internationalen Terminologien, z. B. SNOMED CT, die die zu kommunizierenden Dinge eindeutig benennen und codieren – fast alles, was man für ein interoperables Ökosystem braucht.

Praxisbeispiel Interoperabilität

Anhand eines konkreten Beispiels kann das Zusammenspiel zwischen den medizinisch-fachinhaltlichen Anforderungen, einheitlichen Benennungen der Informationen (Terminologien) und technischen Datenformaten (hier FHIR) gut sichtbar und fassbar gemacht werden. Beginnend mit der medizinisch-fachinhaltlichen Festlegung und Beschreibung, im Beispiel „periphere Sauerstoffsättigung", folgen einheitliche Benennung und Codierung, um eindeutig klar zu machen, um welchen Typ Daten es sich hier handelt. Um die Information technisch weiterzugeben wird das ganze schließlich in Datenformate für Kommunikation (sowie Speicherung, Auswertung, Analyse) verpackt, im Beispiel ein sogenanntes Profil in FHIR (s. Abb. 8).

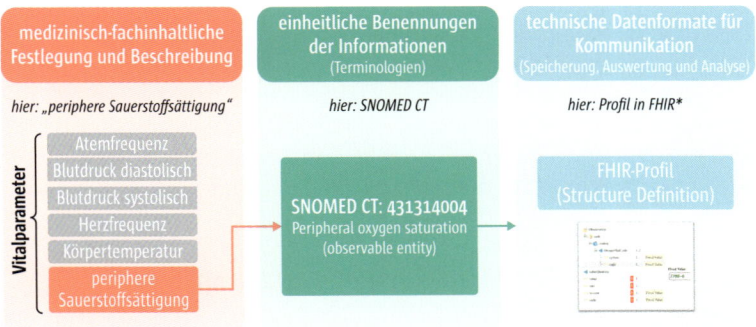

* Fast Healthcare Interoperability Resources

Abb. 8   Zusammenspiel zwischen medizinisch-fachinhaltlichen Anforderungen, Terminologien und Datenformaten

Schließlich stellt sich die Frage, wie solche Standards genutzt werden und wo weitere Informationen zu finden sind. Das ist einfacher als ggf. zunächst angenommen. Im Laufe der letzten Jahre hat sich gerade zur Weitergabe von Wissen um diese Standards, dem Beantworten von Fragen und zur Unterstützung bei der Implementierung, also dem „Einbauen" von interoperablen Komponenten in eine Software, eine nationale und internationale Community aufgebaut. Da Standards typischerweise von sogenannten **Standard-Entwicklungsorganisationen** (Standard Developing Organizations, SDO) entwickelt und gepflegt werden, entstanden diese Communities in deren Umfeld.

Der bedeutsamste, weil am weitesten verbreitete IT-Standard für das Kommunizieren, Speichern und Analysieren von Gesundheitsdaten ist die

Familie der **Health Level Seven** (HL7) Standards. Als global tätige SDO veröffentlicht diese Organisation auch das schon erwähnte FHIR und entwickelt es weiter. Sie zeigt nicht nur Lösungen auf, sondern bringt auch interessierte Menschen zusammen. Viele Länder haben nationale Abkömmlinge der HL7-Organisation, sogenannte Affiliates. Diese kümmern sich um die Anpassung der Standards an nationale Gegebenheiten (Profile) und betreiben auch die nationale Community, über die viele ExpertInnen zu diesen Themen erreichbar sind – oft ganz einfach z. B. per Chat. Wer sich also weiter informieren will zu diesem Thema und wie man Teil dieser Community wird, zunächst als Fragender und mehr und mehr auch als Wissender, der seine Erkenntnisse an die Community weitergeben kann, ist auf der Landesseite „FHIR" von HL7 Deutschland gut aufgehoben (HL7 2020).

Im Rahmen der Corona-Pandemie wurden hierzu vom health innovation hub verschiedene Tutorials und Workshops mit unterschiedlichen „Flughöhen" als Aufzeichnungen veröffentlicht. Wer sich im Detail etwas über diese Standards anhören und ansehen möchte, dem seien die „Nerdigen Nachmittage" empfohlen (hih 2020b). Ein gutes Verzeichnis hierzu wurde von der bereits erwähnten cocos-Initiative (cocos.team) gestartet, das nicht nur Corona-spezifische Standardkomponenten enthält. In Zukunft soll es auch weitere Verzeichnisse geben, mit denen man sich gut informieren und so schnell zu guten Interoperabilitätslösungen kommen kann.

6.5 Datenschutz und Informationssicherheit „by Design"

Digitale Gesundheitstools ermöglichen personalisierte Therapien, basierend auf den personenbezogenen Daten der User. So können Abläufe auf die individuellen Bedürfnisse angepasst werden, ggf. sogar Vitaldaten in Echtzeit berücksichtigt werden. Die Verarbeitung personenbezogener Daten, insbesondere solche über den Gesundheitszustand, berührt die jeweiligen User aber in ihren **Persönlichkeitsrechten**. Das Bundesverfassungsgericht würde konkreter von dem **Recht auf informationelle Selbstbestimmung** nach Artikel 1 Absatz 1 in Verbindung mit Artikel 2 Absatz 1 Grundgesetz sprechen. Auf EU-Ebene würde man vom **Datenschutzgrundrecht** nach Artikel 8 der Charta der Grundrechte der Europäischen Union sprechen.

Im Datenschutz gibt es eine Besonderheit: Nicht nur Behörden, auch private Stellen, also insbesondere Unternehmen, dürfen nicht einfach nach Belieben Daten verarbeiten, sondern müssen dies rechtfertigen, weil **grundlegend ein Verbot der Verarbeitung von personenbezogenen Daten** gilt. Darf man die Daten verarbeiten, weil das Gesetz das ausnahmsweise erlaubt oder eine Einwilligung der User vorliegt, müssen weitere Pflichten eingehalten werden, die sich EU-weit grundlegend aus der Datenschutz-

Grundverordnung (DS-GVO) ergeben und teilweise im nationalen Recht Ergänzungen und Änderungen erfahren. Insbesondere müssen neben Informationspflichten weitere Betroffenenrechte gewährt werden und technische und organisatorische Maßnahmen ergriffen werden, um verschiedene Schutzziele zu erfüllen, wie etwa die Vertraulichkeit von Daten durch Verschlüsselungen zu gewährleisten. Bei Nichtbeachtung drohen empfindliche Bußgelder und auch Schadensersatzansprüche sind denkbar.

Die DS-GVO regelt die Verarbeitung personenbezogener Daten in der Breite, nicht konkret für Gesundheitstools. Aus ihr ergeben sich aber wesentliche Grundsätze (vgl. etwa Artikel 5 DS-GVO zu den Grundsätzen: Rechtmäßigkeit, Verarbeitung nach Treu und Glaube, Transparenz, Zweckbindung, Datenminimierung, Richtigkeit der Daten, Speicherbegrenzung, Integrität und Vertraulichkeit, Rechenschaftspflicht des Verantwortlichen) und weitere allgemeine Anforderungen. Ausdrücklich fordert sie die Umsetzung der Konzepte von **Privacy by Design** und **Privacy by Default**, sodass bereits bei der Entwicklung und Voreinstellung datenschutzfreundlich vorgegangen werden soll.

Außerdem ist eine Wertung aus der DS-GVO maßgeblich: **Gesundheitsdaten** sind als sogenannte „besondere Kategorien personenbezogener Daten" **besonders schützenswert** und dürfen daher nur unter Beachtung höherer Schutzstandards verarbeitet werden. Das wirkt sich insbesondere auf die zu treffenden technischen und organisatorischen Maßnahmen nach dem Stand der Technik gemäß Artikel 32 DS-GVO (vgl. auch § 22 Absatz 2 BDSG) aus.

Konkrete Vorgaben für digitale Gesundheitstools formuliert die DS-GVO nicht. Das führt dazu, dass jeder Anbieter von digitalen Gesundheitstools selbst festlegen muss, welche Maßnahmen ergriffen werden, um Datenschutz und Datensicherheit zu gewährleisten.

Einheitliche Standards gibt es nicht. Auch offizielle Zertifizierungen gibt es unter der DS-GVO bis zum heutigen Tag nicht. Anbieter konnten sich bisher nur an vereinzelten – leider rechtlich und technisch nicht mehr aktuellen – Orientierungshilfen von Aufsichtsbehörden (z. B. Düsseldorfer Kreis 2014) orientieren oder sich mit den Empfehlungen des Bundesamtes für Sicherheit in der Informationstechnik (BSI 2020) auseinandersetzen. Wer in der GKV in die Erstattung wollte, ist bisher auf unterschiedlichste Anforderungen getroffen. Wer nicht bereits weiß, was zu beachten ist und welchen Wert guter Datenschutz hat, der wird sich typischerweise in der Entwicklungsphase allenfalls am Rande mit Datenschutz beschäftigen und versuchen, am Ende noch das Gröbste zu korrigieren. Einige Anbieter haben sich am Datenschutz bereits empfindlich die Finger verbrannt und dadurch wichtiges Vertrauen verspielt. Wer aber Softwareprodukte entwickelt, die sensible Daten verarbeiten, sollte Datenschutz priorisieren und nicht nur als einmal zu erledigende Aufgabe sehen, sondern als stetigen Prozess. Dieser Grundsatz ist seit Langem das Mantra der IT-Sicherheitsexperten, die nach dem PDCA-Zyklus arbeiten: Plan-Do-Check-Act (and repeat ...) (Tschirsich 2020).

Insgesamt sollte ein Softwareentwickler im Gesundheitsbereich nicht nur die datenschutzrechtlichen Schutzziele vor Augen haben. Der weitere Begriff der **Informationssicherheit** oder IT-Sicherheit ist ebenso wichtig, wenn auch nicht gleichermaßen prominent in der Öffentlichkeit. Denn unabhängig davon, ob personenbezogene Daten verarbeitet werden, sollten IT-Systeme zuverlässig entwickelt und robust gegen Cyberangriffe sein. Informationssicherheit ist allerdings – anders als datenschutzrechtliche Datensicherheit – häufig nicht gesetzlich verpflichtend vorgeschrieben. Dabei sind insbesondere medizinische Anwendungen auch gegen Missbrauch zu schützen und müssen Patientensicherheit gewährleisten. So ganz ohne gesetzliche Vorgaben fallen Motivation und Orientierung aber erst recht nicht leicht. Es gibt zwar auch medizinprodukterechtliche Anforderungen, die im Zusammenspiel mit den datenschutzrechtlichen Anforderungen schon einiges abdecken – diese Bereiche sind aber nur teilweise aufeinander abgestimmt.

Für die DiGA ist man als Lehre aus diesem Befund anders vorgegangen und hat konkretere Anforderungen formuliert, die auch vor der Aufnahme der DiGA in das DiGA-VZ beim BfArM schon einmal abgeprüft werden. Wie sich diese Anforderungen in das Gesamtsystem unter der DS-GVO eingliedern und was jeweils zu beachten ist, haben wir im Kapitel 7.2.2 *Datenschutz und Datensicherheit by Design* zusammengefasst.

6.6 Regulierung von Medizinprodukten

Bei einem Softwareprodukt, das im GKV-System zur Anwendung kommen soll, handelt es sich häufig um ein Medizinprodukt. Und das ganz unabhängig davon ob es sich um eine App, eine konventionelle Software oder eine browserbasierte Lösung mit oder ohne dazugehörige Hardware, z. B. in Form von Sensoren, handelt. Unerheblich ist auch, ob es sich um eine Software für Selbstzahler auf dem zweiten Gesundheitsmarkt oder um einen integralen Bestandteil einer ärztlichen Methode oder DiGA innerhalb der gesetzlichen Regelversorgung handelt. Aber nicht jede digitale Lösung im Gesundheitswesen ist automatisch ein Medizinprodukt. Viele digitale Tools für Healthcare Professionals, wie Anwendungen zur reinen Prozessunterstützung im Krankenhaus (z. B. Schichtplanungstools), Patientenportale in denen bloß Informationen angezeigt werden oder Plattformen zur Terminvereinbarung (s. Kap. 6.3 *Krankenhäuser – Digitale [Gesundheits-]Tools*), sind keine Medizinprodukte.

Da Medizinprodukte per definitionem einem medizinischen Zweck dienen, unterliegt ihr Inverkehrbringen – wie das aller Produkte, die dem besonders hohen Schutzgut der Gesundheit dienen sollen und von denen daher auch besondere Risiken ausgehen können, z. B. Arzneimittel – besonderen regulatorischen Anforderungen, die durch europäisches Recht vorgegeben sind.

> Maßgeblich ist ab dem 26. Mai 2021[5] die **europäische Medizinprodukteverordnung (Medical Device Regulation, MDR[6])**, bis zu deren Geltungsbeginn die **europäische Medizinprodukterichtlinie (Medical Device Directive, MDD[7])** und die auf dieser Verordnung basierenden nationalen Vorschriften, insbesondere das **Medizinproduktegesetz (MPG[8])**. Für Medizinprodukte, die vor dem 26. Mai 2021 in Verkehr gebracht wurden, bestehen gemäß Artikel 120 MDR Übergangsregelungen für die Bereitstellung und Inbetriebnahme bis **längstens 26. Mai 2025** (s. Kap. 7.1.1 *Medizinprodukt Klasse I oder IIa* und s. Abb. 13). Das Inverkehrbringen aufgrund vorliegender Bescheinigungen von benannten Stellen ist gemäß Artikel 120 MDR abhängig vom Einzelfall und unter bestimmten Voraussetzungen bis **längstens 26. Mai 2024** möglich.

---

5 Der zuvor für den 26. Mai 2020 geplante Geltungsbeginn wurde angesichts der Corona-Pandemie und den damit verbundenen Herausforderungen für die Beschaffung notwendiger Medizinprodukte per Verordnung vom 24. April 2020 um ein Jahr verschoben. Siehe Verordnung (EU) 2020/561 des Europäischen Parlaments und des Rates vom 23. April 2020 zur Änderung der Verordnung (EU) 2017/745 über Medizinprodukte hinsichtlich des Geltungsbeginns einiger ihrer Bestimmungen. URL: https://eur-lex.europa.eu/legal-content/DE/TXT/?qid=1593602591110&uri=CELEX:32020R0561 (abgerufen am 27.08.2020). Zu den Übergangsregeln der MDR während der ersten Monate nach Geltungsbeginn s. Kap. 7.1.1 *Medizinprodukte Klasse I oder IIa*.

6 Verordnung (EU) 2017/745 des Europäischen Parlaments und des Rates vom 5. April 2017 über Medizinprodukte, zur Änderung der Richtlinie 2001/83/EG, der Verordnung (EG) Nummer 178/2002 und der Verordnung (EG) Nummer 1223/2009 und zur Aufhebung der Richtlinien 90/385/EWG und 93/42/EWG des Rates. URL: https://eur-lex.europa.eu/eli/reg/2017/745/oj/deu (abgerufen am 27.08.2020).

7 Richtlinie 93/42/EWG des Rates vom 14. Juni 1993 über Medizinprodukte. URL: https://eur-lex.europa.eu/legal-content/DE/TXT/?uri=CELEX:01993L0042-20071011 (abgerufen am 27.08.2020).

8 Im weiteren Text wird der Lesbarkeit halber nur die MDR genannt. Gemeint sind – sofern keine spezifischen Unterschiede bestehen – die zum jeweiligen Zeitpunkt geltenden Regeln des supranationalen und nationalen Medizinprodukterechts.

Die Einhaltung der medizinprodukterechtlichen Vorschriften ist für den Eingang in das GKV-System häufig eine notwendige, wenn auch nicht hinreichende Voraussetzung. Für DiGA ist in § 33a Absatz 1 Satz 1 SGB V explizit festgelegt, dass diese Medizinprodukte sein müssen, konkret Medizinprodukte niedriger Risikoklassen, dazu aber später mehr. Die Einhaltung der medizinprodukterechtlichen Vorschriften ist auch für den Eingang in das Hilfsmittelverzeichnis Voraussetzung (wenn auch keine zwingende, da die Sicherheit und Funktionstauglichkeit auch anderweitig nachgewiesen werden kann und manche Hilfsmittel, etwa Blindenführhunde, gar keine Medizinprodukte sind). Vor Aufnahme in das Hilfsmittelverzeichnis prüft der GKV-SV die der CE-Kennzeichnung zugrundeliegenden Dokumente. Auch Anträge auf Erprobung einer Untersuchungs- und Behandlungsmethode, die maßgeblich auf dem Einsatz eines Medizinproduktes beruht, können gemäß § 137e SGB V nur von Herstellern von Medizinprodukten mit CE-Kennzeichnung beim G-BA gestellt werden. Ähnliches gilt für die weiteren skizzierten Wege in das GKV-System. Die medizinprodukterechtliche CE-Kennzeichnung ist mithin für sämtliche Produkte, die PatientInnen innerhalb des GKV-Systems zugänglich gemacht werden sollen, geradezu unvermeidlich.

Für alle Medizinprodukte gelten die Anforderungen der MDR, wenn sie auf dem europäischen Markt entgeltlich oder unentgeltlich bereitgestellt, in Verkehr gebracht oder in Betrieb genommen werden sollen. Auch Produkte, die auf dem freien Markt, dem sogenannten zweiten Gesundheitsmarkt Selbstzahlern angeboten werden, müssen mit allen medizinprodukterechtlichen Vorschriften konform sein. Die Einhaltung dieser Vorschriften steht damit regelhaft als unabdingbarer erster Schritt vor allen weiteren Schritten (s. Abb. 9).

Die Anforderungen des Medizinprodukterechts gelten unabhängig von einem geplanten Eingang in das System der GKV in Deutschland. Ist eine Software nach der rechtlichen Definition als Medizinprodukt anzusehen, sind die Anforderungen des Medizinprodukterechts zwingend einzuhalten.

Ein Medizinprodukt, das alle regulatorischen Anforderungen erfüllt, wird mit der CE-Kennzeichnung versehen. Sie bezeugt die Konformität des Produktes mit den jeweiligen Anforderungen und damit dessen Verkehrsfähigkeit. Um die CE-Kennzeichnung zu erlangen, sind regelhaft nach MDD wie auch nach MDR im Wesentlichen folgende Schritte zu unternehmen:

1. Einordnung des Produkts als Medizinprodukt,
2. Klassifizierung des Medizinprodukts: Klasse I, IIa, IIb oder III,
3. Durchführung einer klinischen Bewertung,
4. Erstellung einer technischen Dokumentation,
5. Durchführung des Konformitätsbewertungsverfahrens, ggf. unter Einbindung einer Benannten Stelle,
6. Ausstellung der Konformitätserklärung bzw. -bescheinigung durch Hersteller oder Benannte Stelle,
7. Anbringung der CE-Kennzeichnung.

Insbesondere die Schritte 1 und 2 werfen bei der Entwicklung von Softwareproduktion häufig zentrale Fragen auf, die im Folgenden beleuchtet werden. Auch die wesentlichen Unterschiede zwischen MDD und MDR werden dargestellt.

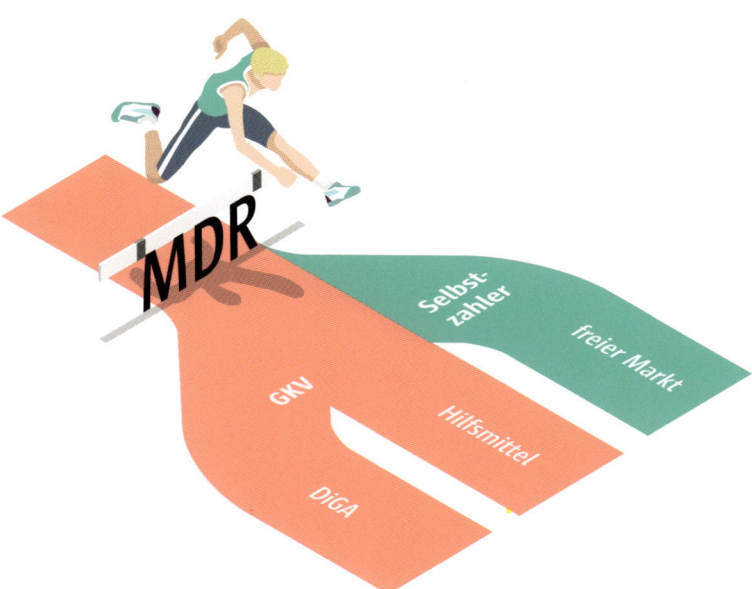

Abb. 9   MDR als Grundvoraussetzung für den Marktzugang

6.6.1 Ist (meine) Software ein Medizinprodukt?

Medizinprodukte sind gemäß Artikel 2 Satz 1 Nummer 1 MDR[9] Instrumente, Apparate, Geräte, Implantate, Reagenzien, sonstige Materialien oder Gegenstände und auch Software, die allein oder in Kombination[10] einem spezifischen medizinischen Zweck dienen. Diese spezifischen Zwecke, denen ein Medizinprodukt dient, sind

- Diagnose, Verhütung, Überwachung, Vorhersage, Prognose, Behandlung oder Linderung von Krankheiten,
- Diagnose, Überwachung, Behandlung, Linderung von oder Kompensierung von Verletzungen oder Behinderungen,
- Untersuchung, Ersatz oder Veränderung der Anatomie oder eines physiologischen oder pathologischen Vorgangs oder Zustands,
- Gewinnung von Informationen durch die In-vitro-Untersuchung von aus dem menschlichen Körper – auch aus Organ-, Blut- und Gewebespenden – stammenden Proben.

Darüber hinaus sind auch Produkte, die der Empfängnisverhütung oder -förderung dienen und Produkte, die speziell der Reinigung, Desinfektion oder Sterilisation von Medizinprodukten dienen, als Medizinprodukte anzusehen.

Standalone-Software kann also grundsätzlich ein Medizinprodukt sein, wenn sie einem der oben genannten Zwecke dient.

Man spricht dann von „Software as a Medical Device (SaMD)". Ob Software einem der genannten Zwecke dient und damit – sofern alle weiteren Merkmale erfüllt sind – ein Medizinprodukt ist, bestimmt allein der Hersteller.

Dies erfolgt mittels einer Zweckbestimmung, die üblicherweise die medizinische Indikation, bei der das Produkt zur Anwendung kommen soll, die damit adressierte Patientengruppe, die angesprochene Nutzergruppe und

---

9 Die nationale Umsetzung der MDD-Definition findet sich in § 3 Nummer 1 MPG. Diese ist bis zum Geltungsbeginn der MDR maßgeblich, weicht jedoch nur in wenigen Details von der Definition der MDR ab.

10 Kombinierte Produkte, insbesondere sogenannte Steuerungssoftware, die mit einem anderen Medizinprodukt verbunden ist und dieses steuert, sollen hier nicht weiter betrachtet werden. Sie sind für den Fokus DiGA nicht von großer Relevanz, weil die digitale Komponente nicht die maßgebliche ist – was aber unabdingbare Voraussetzung der Aufnahme als DiGA ist (s. Kap. 7.1.4 *Digitale Hauptfunktion*).

das Nutzungsszenario sowie die konkrete Funktions- oder Wirkweise umfasst. Die Ansicht der Öffentlichkeit oder eines Wettbewerbers und sogar eine objektiv gegebene Produktfunktion, die den oben genannten Zwecken dienen kann, reichen nicht aus, um eine medizinische Zweckbestimmung zu bejahen (Rehmann 2018): Obwohl die Tischlersäge grundsätzlich zur Veränderung der Anatomie eines menschlichen Körpers genutzt werden kann und dies in gewissen Fällen sogar medizinisch sinnvoll ist, ist die Tischlersäge schlechterdings nicht als Medizinprodukt einzuordnen.[11] Das gilt zumindest so lange, wie der Hersteller der Tischlersäge diese nicht als Medizinprodukt definiert. Auch der Umkehrschluss gilt: Obgleich manche Spritzen als Medizinprodukt auf den Markt gebracht werden, sind baugleiche Modelle, die als Wasserspielzeug für Kinder im Supermarkt zu finden sind, nicht automatisch ebenfalls Medizinprodukte. Der vom Hersteller subjektiv vorgenommenen Zweckbestimmung sind jedoch Grenzen gesetzt: Eine einfache Deklaration ist dabei nicht unbedingt ausreichend. Entscheidend ist die tatsächliche Zweckbestimmung sowie die Gesamtschau aller das Produkt betreffenden Herstellerangaben. Neben der Kennzeichnung des Produkts sind gemäß Artikel 2 Satz 1 Nummer 12 MDR somit auch Gebrauchsanweisungen, Werbematerialien und sonstige Aussagen auf Websites oder anderen Medien relevant (vgl. auch Keßler u. Zindler 2012). Es kann also z. B. eine App, die in den App- und Playstores der Smartphone-Welt explizit mit dem Hinweis „Diese App ist kein Medizinprodukt im Sinne des europäischen Rechts" versehen ist, durchaus ein Medizinprodukt sein, wenn auf der Website des Herstellers die überragende therapeutische Wirkung dieser App bei diversen psychisch bedingten Essstörungen angepriesen wird.

Es ist dringend auf eine vollständige und vor allem kongruente Darstellung des digitalen Gesundheitstools in allen Medien zu achten. Sämtliche Darstellungen auf Druckerzeugnissen oder im Internet sowie das Marketing haben Einfluss auf die Einordnung des Produktes als Medizinprodukt.

Ob eine eigenständige Software die Medizinprodukteeigenschaften erfüllt oder nicht, kann im Einzelfall durchaus schwierig zu beurteilen sein. Im Rahmen der MDD können bei der Einordnung verschiedene, von der EU-Kommission erarbeitete und publizierte Dokumente helfen. Von

---

11 Mit der MDR werden auch bestimmte Produkte ohne medizinische Zweckbestimmung erfasst, die ohne Medizinprodukte im eigentlichen Sinne zu sein, auch den Anforderungen der MDR genügen müssen, vergleiche Artikel 1 Absatz 2 MDR sowie Anhang XVI. Software ist von diesen Regelungen nicht betroffen.

großer Bedeutung für die Auslegung der MDD sind zunächst die sogenannten Medical Devices: Guidance documents (MEDDEV-Dokumente), die zwar rechtlich nicht bindend sind, jedoch auch in gerichtlichen Verfahren als Auslegungshilfe der MDD herangezogen werden. Neben den Dokumenten zu Definitionen, den grundlegenden Anforderungen, zur Klassifizierung und zu Verfahrensabläufen ist hier insbesondere die **MEDDEV 2.1/6 „Guidelines on the Qualification and Classification of Stand-Alone Software used in Healthcare within the Reguatory Framework of Medical Devices"** von Relevanz. [12] In dieser findet sich unter anderem ein Entscheidungsbaum, wichtige Abgrenzungsfragen werden erläutert und anhand instruktiver Beispielfälle illustriert.

Daneben finden sich für Software und mobile Anwendungen weitere Beispielfälle zu verschiedenen Abgrenzungsfragen im sogenannten **Borderline Manual** „Manual on Borderline and Classification in the Community Regulatory Framework for Medical Devices". [13] Auch wenn die Definition einer Software in MEDDEV 2.1/6 ("For the purpose of this guideline, 'software' is defined as a set of instructions that processes input data and creates output data.") wenig aussagekräftig und letztlich eher untauglich ist, ergibt sich aus den in beiden Dokumenten genannten Beispielen doch ein praxistauglicher Leitfaden. Die Lektüre beider Dokumente ist also durchaus empfehlenswert.

Mit Geltungsbeginn der MDR verliert die MEDDEV 2.1/6 jedoch ihren praktischen Nutzen: Mit der MDR hat der europäische Normgeber versucht, den bislang nur wenig berücksichtigten SaMD einen konkreteren regulatorischen Rahmen zu geben. Dies zeigt sich deutlich sowohl in den Normen betreffend die Einordnung als Medizinprodukt, als auch bei den Klassifizierungsregeln. So hat SaMD mit der MDR eine eigene Klassifizierungsregel, **Regel 11 des Anhangs VIII MDR**, erhalten (s. Kap. 6.6.2 *Ganz große Klasse! Oder doch nicht?*).

Maßgebliches „Begleitdokument" der MDR ist die „**Guidance on Qualification and Classification of Software in Regulation (EU) 2017/745 – MD and Regulation (EU) 2017/746 – IVDR**" der europäischen MDCG (Medical Device Coordination Group, Koordinierungsgruppe Medizinprodukte). [14] Auch hier

---

12 URL: https://ec.europa.eu/docsroom/documents/17921/attachments/1/translations (abgerufen am 27.08.2020). Wie der Titel bereits mitteilt, ist die Guidance nicht nur für die Frage der Einordnung als Medizinprodukt, sondern auch für die Klassifizierung relevant.

13 URL: https://ec.europa.eu/docsroom/documents/35582 (abgerufen am 27.08.2020).

14 Die Koordinierungsgruppe Medizinprodukte wurde mit Artikel 103 MDR eingeführt und setzt sich aus Experten aus allen Mitgliedstaaten zusammen. Sie erfüllt verschiedene Funktionen, unter anderem die Erarbeitung und Herausgabe von Guidances zu verschiedenen Themen; die Guidances der MDCG sind – wie die MEDDEV – rechtlich nicht verbindlich, jedoch bei der Auslegung der MDR von großer Bedeutung.

findet sich als Hilfestellung für die Einordnung als Medizinprodukt ein Entscheidungsbaum. Die Guidance leidet zum Teil an den gleichen Mängeln des Vorgängerdokuments MEDDEV 2.1/6 (so z. B. bei der Softwaredefinition), enthält aber wie eben jene in den Anhängen I und II einige hilfreiche Beispiele bezüglich der Einordnung von Software als Medizinprodukt.

Besonders hervorzuheben ist die wichtige Klarstellung in den Begleitdokumenten, dass Software, die reiner Datenspeicherung, Archivierung, verlustfreien Kompression, Kommunikation, der einfachen Suche oder auch der Bereitstellung von Wissen dient (vgl. BfArM 2020a), grundsätzlich nicht als Medizinprodukt anzusehen ist. Dies gilt z. B. für Software, die auf organisatorische Aspekte abzielt, wie etwa zu Dokumentations- und Abrechnungszwecken genutzte Krankenhaus- und Arztinformationssysteme, reine Kommunikationstools für telemedizinische Beratung, Terminservice-Software oder auch Picture Archiving and Communication Systems. Entscheidend ist, dass die archivierten und übertragenen Daten von der Software nicht beeinflusst werden (siehe Beispiele in MEDDEV 2.1/6, Borderline Manual und MDCG Guidance). Sobald die Software nämlich selbst Daten beeinflusst oder aus Daten eine Folgeinformation ableitet, ist die Einordnung als Medizinprodukt vorgesehen. Dies ist der Fall, wenn die Software Entscheidungen unterstützt oder beeinflusst, nicht nur durch explizite Handlungsanweisungen oder Diagnostik (etwa: „Nehmen Sie jetzt ihr Arzneimittel ein." oder „Basierend auf seiner Handschrift, hat Patient zu 90% Parkinson.") sondern auch, wenn sie Daten von PatientInnen sammelt, die zur Entscheidung in Diagnostik oder Therapie herangezogen werden und diese Daten aufbereitet, berechnet oder in entscheidungsrelevanter Art anzeigt (Beispiel: Farblich markierter, weil auffälliger Kurvenverlauf eines Biomarkers).

Zu beachten ist: Anders als die MEDDEV 2.1/6, die sich auf SaMD, also Standalone-Software, bezieht, nutzt die MDCG Guidance den Begriff „Medical Device Software" (MDSW). Dieser Begriff geht über die SaMD hinaus, und umfasst neben dieser auch andere Software, wie etwa Steuerungssoftware. Die in der MDCG Guidance gemachten Aussagen gelten entsprechend nicht nur für SaMD.

Die Normen der MDD und MDR lassen bezüglich der Einordnung von Software als Medizinprodukt einigen Spielraum. Präzisiert werden diese beiden Rechtsakte durch Begleitdokumente. Für Software sind insbesondere die MEDDEV 2.1/6 zur MDD und der MDCG Guidance Software zur MDR von großer Relevanz. Beide Dokumente sind rechtlich nicht verbindlich aber im Abgrenzungsfall doch von erheblicher Relevanz. Es ist sehr ratsam, diese frühzeitig zu sichten.

6.6.2 Ganz große Klasse! Oder doch nicht?

Ist das entwickelte Softwareprodukt nun als Medizinprodukt zu bewerten, stellt sich die Frage nach den konkret einzuhaltenden Anforderungen. Das Medizinprodukterecht ordnet Medizinprodukte **vier Produktklassen** zu. Aus dieser Klassifizierung ergeben sich jeweils spezifische Anforderungen. Die Zuordnung des Medizinproduktes zu einer Klasse ergibt sich aus dem individuellen Patientenrisiko, das mit der Nutzung gemäß der medizinischen Zweckbestimmung des Produkts verbunden ist. Medizinprodukte mit einem geringen Risiko werden der Klasse I zugeordnet, solche mit höherem Risiko den Klassen IIa und IIb und schließlich Produkte mit sehr hohem Risiko der Klasse III (s. Abb. 10). Die Klassifizierung wird, genauso wie die grundsätzliche Einordnung als Medizinprodukt, grundsätzlich vom Hersteller selbst vorgenommen.

Für die Zuordnung zu den Risikoklassen hält das Medizinprodukterecht Regeln bereit, die – in für rechtliche Normen ungewohnt klarer Weise – den Hersteller bei der Klassifizierung anleiten. Während **Anhang IX MDD** noch (fast) keine spezifischen Regeln für SaMD bereithielt, hat der europäische Normgeber in **Anhang VIII MDR** diesen Missstand nunmehr behoben.

Die Regeln, beziehen sich insbesondere auf die **Dauer** der Anwendung des Produkts, dessen **Invasivität**, **Aktivität** sowie den **Anwendungsort** am oder im menschlichen Körper. Den Definitionen folgen im zweiten Kapitels des Anhangs allgemeine Durchführungsvorschriften, in denen sich sowohl in Anhang IX MDD als auch in Anhang VIII MDR eine spezifische Regel für Software findet: Software, die ein Medizinprodukt steuert oder dessen Anwendung beeinflusst, wird der gleichen Klasse zugeordnet, wie dieses Medizinprodukt. Standalone-Software hingegen, wird unter dem MDR-Regime als aktives Produkt für sich klassifiziert.

Im dritten Kapitel des Anhangs finden sich die eigentlichen Klassifizierungsregeln. Hier findet sich **bezüglich SaMD der größte Unterschied zwischen MDD und MDR.** Während in dem „Auslaufmodell" MDD SaMD nach den Regeln für aktive Medizinprodukte klassifiziert wird, also Regeln 9–12 Anhang IX MDD, wurde in Anhang VIII der MDR mit Regel 11 eine dedizierte Regelung für SaMD geschaffen.

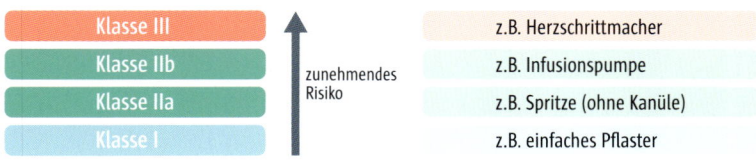

Klasse III		z.B. Herzschrittmacher
Klasse IIb	zunehmendes Risiko	z.B. Infusionspumpe
Klasse IIa		z.B. Spritze (ohne Kanüle)
Klasse I		z.B. einfaches Pflaster

Abb. 10   Produktklassen mit vereinfachten Beispielen

Regel 11 Anhang VIII MDR lautet:

„Software, die dazu bestimmt ist, Informationen zu liefern, die zu Entscheidungen für diagnostische oder therapeutische Zwecke herangezogen werden, gehört zur Klasse IIa, es sei denn, diese Entscheidungen haben Auswirkungen, die Folgendes verursachen können:

- *den Tod oder eine irreversible Verschlechterung des Gesundheitszustands einer Person; in diesem Fall wird sie der Klasse III zugeordnet, oder*

- *eine schwerwiegende Verschlechterung des Gesundheitszustands einer Person oder einen chirurgischen Eingriff; in diesem Fall wird sie der Klasse IIb zugeordnet.*

Software, die für die Kontrolle von physiologischen Prozessen bestimmt ist, gehört zur Klasse IIa, es sei denn, sie ist für die Kontrolle von vitalen physiologischen Parametern bestimmt, wobei die Art der Änderung dieser Parameter zu einer unmittelbaren Gefahr für den Patienten führen könnte; in diesem Fall wird sie der Klasse IIb zugeordnet.

Sämtliche andere Software wird der Klasse I zugeordnet.“

Die Regel 11 hat in der Medizinproduktewelt ein erhebliches Echo hervorgerufen. Das liegt vor allem an der sehr niedrigen Schwelle zur Klasse IIa, die die Anwendung des letzten Satzes der Regel – Klassifizierung der übrigen SaMD als Klasse-I-Medizinprodukt – kaum noch möglich erscheinen lässt. Tatsächlich ist die Frage bis heute nicht beantwortet, wie eine Software zwar einer medizinischen Zweckbestimmung dienen kann (denn ohne medizinische Zweckbestimmung wäre sie ja kein Medizinprodukt, s. Kap. 6.1.1 *Einbindung von Versorgungsexpertise – Fragen Sie einen Arzt oder ...*), jedoch gänzlich ohne Informationen zu liefern, die der Therapie oder Diagnose dienen. Die, in ihren Anforderungen relativ „komfortable" Klasse I (dazu gleich mehr in Kap. 6.6.3 *Klassifiziert – Was nun?*) ist also unter dem Regime der MDR für SaMD nur noch von beschränkter Relevanz.

> Anders als die MDD beinhaltet die MDR explizite Regelungen zur Klassifizierung von Software. Die einschlägige Regel 11 Anhang VIII MDR macht die Klassifizierung für SaMD als Klasse-I-Medizinprodukt praktisch unmöglich. SaMD ist unter MDR-Regime in der ganz überwiegenden Zahl der Fälle mindestens der Klasse IIa zuzuordnen.

Darüber hinaus wird die Regel 11 als problematisch angesehen, weil die Formulierung „[...] Auswirkungen, die Folgendes verursachen *können* [...]" (Hervorhebung durch den Verfasser) impliziert, dass jede noch so geringe Wahrscheinlichkeit des Eintretens der genannten Schäden ausreicht, um in die Klasse IIb oder sogar III zu fallen. Wenn man Risiko als das Produkt aus Schadenswahrscheinlichkeit und Schadenshöhe begreift, so bezieht sich Regel 11 Anhang VIII MDR allein auf die Schadenshöhe (Tod, irreversible Verschlechterung des Gesundheitszustandes, schwerwiegende Verschlechterung des Gesundheitszustands, chirurgischer Eingriff), differenziert aber nicht nach der Eintrittswahrscheinlichkeit. Das bedeutet, dass eine SaMD, deren Gebrauch nur unter äußerst ungewöhnlichen und fernliegenden Umständen (z. B. in der Praxis zu vernachlässigenden 0,0001 Prozent aller Anwendungsfälle) zur irreversiblen Gesundheitsschädigung führen kann, genauso der Klasse III zuzuordnen ist, wie ein Produkt, bei dem eine irreversible Gesundheitsschädigung unter normalen Umständen in einer erheblichen Zahl der Fälle auftritt (durchaus relevante, aber ob des hohen positiven Effekts des Produkts in Kauf zu nehmende 0,1 Prozent der Anwendungsfälle). Dieses Beispiel mit einem tausendfach höheren Risiko verdeutlicht, wie impraktikabel die Betrachtung allein der Schadenshöhe und nicht des Gesamtrisikos ist – eine differenziertere Regulatorik wäre hier wünschenswert gewesen.

Vor diesem Hintergrund stellt sich für Standalone-Software folglich insbesondere die Frage der **Abgrenzung der Klasse IIa zu den höheren Klassen IIb und III**. Hier hilft die MDCG Guidance, die im Wesentlichen auf die Ergebnisse der SaMD-Arbeitsgruppe des International Medical Device Regulators Forum (IMDRF 2014) basiert. Die IMDRF-Arbeitsgruppe – und dies wird konsequent von der MDCG Guidance übernommen – sieht zwei maßgebliche Parameter zur Bestimmung der Risikoklasse von SaMD vor, die jeweils in dem IMDRF-Dokument weiter erläutert werden:

1. Die sich aus der Zweckbestimmung ergebende Bedeutung der von der SaMD bereitgestellten Information für diagnostische oder therapeutische Entscheidungen, unterteilt in die Sub-Parameter:
   a. reine Information für Therapie oder Diagnostik (löst keine unmittelbare Entscheidung oder Handlung aus; z. B. Information über Therapiealternativen),
   b. Antrieb von Therapie oder Diagnostik (unterstützt unmittelbare therapeutische oder diagnostische Handlungen oder leitet diese an oder ein, z. B. Triagierung oder Identifikation von frühen Krankheitsmerkmalen) sowie
   c. Induktion von Therapie oder Diagnostik (führt zu unmittelbarer, therapeutischer oder diagnostischer Entscheidung, z. B. sensorgestützte Diagnose durch die SaMD).
2. Der sich aus der Zweckbestimmung ergebende Anwendungssituation oder Zustand der PatientInnen, zu deren Therapie oder Diagnostik die SaMD eingesetzt wird, unterteilt in die Sub-Parameter:
   a. nicht ernsthafte Situationen oder Zustände (z. B. langsam und vorhersehbar voranschreitende, ggf. unheilbare aber gut zu be-

handelnde Krankheiten; benötigen lediglich leichte, nichtinvasive therapeutische Interventionen, die es den Nutzern erlauben, fehlerhafte Empfehlungen zu erkennen; Zielgruppe nicht notwendigerweise [bereits] PatientInnen; Anwendung durch Fachkräfte oder Laien);

b. ernsthafte Situationen oder Zustände (z. B. moderat fortschreitende, häufig heilbare Krankheiten, die keine schwerwiegende therapeutische Intervention benötigen; Interventionen sind in Bezug auf Mortalität, langfristige oder irreversible Schäden oder Gesundheitsverschlechterungen nicht zeitkritisch und erlauben Nutzern das Erkennen von fehlerhaften Empfehlungen; PatientInnenpopulation ist bezüglich der Krankheit nicht fragil; Anwendung durch Fachkräfte oder Laien) sowie

c. kritische Situationen oder Zustände (z. B. lebensbedrohliche Gesundheitszustände, häufig nicht heilbar; benötigen schwerwiegende therapeutische Intervention; Interventionen können abhängig vom Gesundheitszustand zeitkritisch sein, was Nutzern eine Reflektion der von der SaMD gegebenen Information erschwert; fragile PatientInnengruppen wie etwa Kinder, schwangere Frauen etc.; Anwendung nur durch Fachkräfte).

Aus den beiden gegebenen Parametern mit ihren jeweils drei Sub-Parametern hat die IMDRF-Arbeitsgruppe eine, wiederum von der MDCG übernommene, Matrix zur genaueren Klassifizierung abgeleitet (s. Abb. 11).

	Significance of information provided by the MDSW to a healthcare situation related to diagnosis/therapy		
State of healthcare situation or patient condition	**High** Treat or diagnose	**Medium** Drives clinical management	**Low** Informs clinical management (everything else)
Critical situation or patient condition	**Class III**	**Class IIb**	**Class IIa**
Serious situation or patient condition	**Class IIb**	**Class IIa**	**Class IIa**
Non-serious situation or patient condition (everything else)	**Class IIa**	**Class IIa**	**Class IIa**

Abb. 11 IMDRF-basierte Darstellung der SaMD-Klassifizierung nach MDCG Guidance

In dieser Matrix zeigt sich zum einen, dass im MDR-System die Klasse I keine relevante Rolle für SaMD mehr spielt (sie wird in der Matrix gar nicht erst dargestellt), zum anderen aber auch, dass die oben genannte Problematik der mangelhaften „Risikobetrachtung", in der Praxis vermutlich weniger Schärfe hat, als der Wortlaut der Regel 11 impliziert.

Diese Klassifizierungsmethodik zeigt, dass die Klasse IIa, für die der DiGA-Fast-Track konzipiert wurde, von erheblicher praktischer Relevanz für SaMD ist.

Als aktives Produkt unterliegt SaMD grundsätzlich auch den übrigen Regeln für aktive Medizinprodukte (9, 10, 12, 13 Anhang VIII MDR). In der Praxis ist aber kein Fall denkbar, in dem eine dieser Regeln bei Software zu einer höheren Risikoklasse der Software führt. Hinzu kommt die Regel 15, die Produkte zur Empfängnisverhütung und Produkte zum Schutz vor Übertragung von sexuell übertragbaren Krankheiten regelt[15] sowie die neu geschaffene Regel 22 Anhang VIII der MDR, die die Klassifizierung von Closed-Loop-Systemen regelt. Diese Regel 22 führt bei Software mit algorithmisch verknüpften diagnostischen und therapeutischen Funktionen häufig in die Klasse III. Dies kann z. B. auch der Fall sein bei Software, die aus Patientendaten Ableitungen für die softwaregesteuerte Verhaltenstherapie einer psychischen Erkrankung vornimmt (siehe Beispiel MDCG Guidance, S. 27).

Zu beachten sind außerdem Punkt 3.5 Anhang VIII MDR und 2.5 Anhang IX MDD: Für den Fall, dass mehrere Regeln der Anhänge MDR oder MDD auf ein Medizinprodukt anwendbar sind, gilt stets die Regel, die zur höchsten Klassifizierung des Produktes führt. Eine Software, die z. B. nach Regel 11 in Klasse IIa einzuordnen wäre, zugleich aber auch Regel 22 unterliegt, ist also ein Klasse-III-Medizinprodukt.

Die Abgrenzungen der Risikoklassen sind weder unter MDD noch unter MDR absolut trennscharf. Die Ausarbeitung einer detaillierten Zweckbestimmung in Kombination mit der sorgfältigen Sichtung der hier dargestellten Dokumente und ihrer Anforderungen und eine Analyse des Marktes (sind Konkurrenzprodukte Medizinprodukte? Wenn ja, welcher Klasse?), sollten in den meisten Fällen eine realistische Risikoklasseneinschätzung des eigenen Produktes ermöglichen.

---

15 Man beachte aber den Nichteinschluss solcher Produkte im DiGA-Fast-Track: Verhütung ist von den in § 33a SGB V genannten Zwecken nicht umfasst.

Eine umfassende Rechtssicherheit für den Hersteller, der die Klassifizierung ja eigenständig vornimmt, ist allein aus den Normen und Begleitdokumenten allerdings nur schwerlich zu erreichen. Im Zweifelsfall empfiehlt sich die Beauftragung einer auf diesem Gebiet spezialisierten Beratung oder Anwaltskanzlei oder der direkte Kontakt mit einer Benannten Stelle oder auch dem BfArM, als dafür zuständige Bundesoberbehörde, verbunden mit dem Antrag auf eine Abgrenzungs- oder Klassifizierungsentscheidung (BfArM 2020b).

6.6.3 Klassifiziert – Was nun?

Ist das Softwareprodukt nun einer Klasse zugeordnet, ergibt sich daraus das konkrete weitere Vorgehen. Gemäß Artikel 3 MDD/Artikel 5 Absatz 2 MDR müssen grundsätzlich alle Medizinprodukte die jeweils für sie einschlägigen allgemeinen Anforderungen des Anhangs I der MDD oder der MDR erfüllen. Hierüber ist eine **technische Dokumentation** anzufertigen, deren Spezifizierung und Inhalte sich aus den Anhängen II, III, IV, V, VI und VII MDD ergeben. Mit der MDR hat der europäische Gesetzgeber die Pflicht zur Anfertigung der technischen Dokumentation dankbarerweise in Artikel 10 Absatz 4 expliziert und die spezifischen Regeln in den Anhängen II und III konsolidiert.

Darüber hinaus müssen Hersteller ihre Medizinprodukte einer **klinischen Bewertung** unterziehen[16], um den klinischen Nutzen[17] sowie nachteilige Effekte (Risiken und Nebenwirkungen) der Produkte darzustellen und ein akzeptables Nutzen-Risiko-Verhältnis zu belegen. Eine klinische Bewertung wird auf Basis von klinischen Daten durchgeführt, die entweder

- im Rahmen klinischer Prüfungen des betreffenden Produkts selbst erhoben werden oder
- aus klinischen Prüfungen oder sonstiger wissenschaftlicher Literatur zu erwiesenermaßen gleichwertigen Produkten stammen (sogenannter Literaturweg).

---

16 Die MDD begreift die klinische Bewertung als Bestandteil des Nachweises der Einhaltung der grundlegenden Anforderungen nach Anhang I, Kapitel I, Nummer 6a MDD. Die MDR nennt die klinische Bewertung als eigenständige Anforderung abseits der grundlegenden Anforderungen, Artikel 10 Absatz 3 und stellt den Konnex zwischen grundlegenden Anforderungen und klinischer Bewertung in Artikel 61 Absatz 1 nur vage her.

17 Nicht zu verwechseln mit dem medizinischen Nutzen nach SGB V, der bereits eine Abwägung positiver und negativer Effekte beinhaltet.

Hier zeigt sich eine wesentliche Verschärfung der MDR gegenüber den Anforderungen der MDD: Während im Rahmen der MDD der „Literaturweg" gerade bei Produkten niedriger Risikoklasse relativ häufig beschritten werden konnte, weil die Voraussetzungen dafür relativ unspezifisch und niedrig waren, ist mit dem Anhang XIV Abschnitt 3 MDR[18] das **Äquivalenzprinzip** deutlich verschärft worden. Da die Äquivalenz nach MDR auf Grundlage von sehr detaillierten Daten des gleichwertigen Produkts zu dem bereits Studien oder ähnliche Publikationen vorliegen, nachgewiesen werden muss, wird der Nachweis der Äquivalenz vermutlich nur noch zwischen Produkten des gleichen Herstellers möglich sein. In den meisten Fällen werden unter MDR-Regime also eigene klinische Studien durchgeführt werden müssen.[19]

> **Da** unter MDR-Regime ganz überwiegend eigene klinische Studien anzufertigen sein werden, ist es ratsam, sich frühzeitig mit den weiteren Evidenzanforderungen (etwa des Fast-Tracks) zu beschäftigen. Wer die Evidenzanforderungen (soweit möglich) bei der Planung der medizinprodukterechtlich notwendigen Studien berücksichtigt, kann redundante und schlimmstenfalls inkonsistente Studien vermeiden.

Das Konformitätsbewertungsverfahren nach MDD als auch nach MDR ist modular aufgebaut. Verschiedene Module können – abhängig von der jeweiligen Klasse – miteinander kombiniert werden. Die Module rekurrieren auf harmonisierte Normen (DIN/EN/ISO etc.), nach deren Vorgaben das Produkt oder Prozesse ausgestaltet sein müssen. Mit der MDR sind neben den harmonisierten Normen zudem auch gemeinsame Spezifikationen getreten, die von der MDCG erarbeitet werden. Die Module werden jeweils in Anhängen zur MDD und MDR spezifiziert.

Welche Module im Rahmen der MDD für das Verfahren welcher Klassen genutzt werden können, geht aus Artikel 11 MDD (und der entsprechenden nationalen Norm § 7 Medizinprodukte-Verordnung [MPV]) hervor: Danach kann z. B. für Produkte der Klasse III zwischen dem Modul „Vollständige

---

18 Vgl. auch MEDDEV-Guideline 2.7/1 revision 4, Clinical Evaluation: A Guide for Manufacturers and notified bodies under Directives 93/42/EEC and 90/385/EEC der Europäischen Kommission vom Juni 2016, Anhang A1.

19 Weitere Informationen zu klinischen Bewertungen enthält die entsprechende MDCG Guidance: MDCG 2020-1 Guidance on Clinical Evaluation (MDR)/Performance Evaluation (IVDR) of Medical Device Software, URL: https://ec.europa.eu/docsroom/documents/40323 (abgerufen am 27.08.2020).

Qualitätssicherungssystem" (Anhang II MDD) oder einer Kombination der Module „EG-Baumusterprüfung" (Anhang III MDD) und „Qualitätssicherung Produktion" (Anhang V MDD) gewählt werden, für Produkte der Klasse IIa eine Kombination der Module „EG-Konformitätserklärung" mit interner Fertigungskontrolle (Anhang VII MDD) und „Qualitätssicherung Produktion" oder eine Kombination der Module „EG-Konformitätserklärung" mit interner Fertigungskontrolle und „Qualitätssicherung Produkt" (Anhang VI MDD). [20] Für Klasse-I-Produkte ist lediglich das Modul „EG-Konformitätserklärung" mit interner Fertigungskontrolle nach Anhang VIII vorgesehen. Eine Ausnahme hiervon stellen Klasse-I-Produkte dar, die steril in Verkehr gebracht werden oder Produkte mit Messfunktion. [21] Bei diesen ist über das Verfahren nach Anhang VII hinaus auch ein Verfahren nach Anhang II, IV, B oder VI durchzuführen, wobei die hierbei eingeschalteten Benannten Stellen (zu diesen gleich mehr) einen eingeschränkten Prüfumfang haben.

Ähnlich ist das System der MDR aufgebaut. Hier finden sich die möglichen Module und Modulkombinationen in Artikel 52 in Verbindung mit den Anhängen IX (Qualitätsmanagementsystem), X (Baumusterprüfung) und XI (Produktkonformitätsprüfung). Für Klasse-I-Produkte (die wie beschrieben für Standalone-Software keine praktische Rolle mehr spielen dürfte) sieht Artikel 52 Absatz 7 lediglich die interne Kontrolle und Ausstellung der EU-Konformitätserklärung gemäß Artikel 19 MDR auf Basis der technischen Dokumentation nach Anhängen II und II MDR vor. Auch hier finden sich erweiterte Pflichten, inklusive Einschaltung einer Benannten Stelle für sterile Produkte und solche mit Messfunktion und darüber hinaus auch für wiederverwendbare chirurgische Instrumente[22].

Bereits angesprochen wurden die **Benannten Stellen** (Notified Bodies, NB), die in den Verfahren für alle Produkte mit der Klasse IIa oder höher zu involvieren sind. Während das Konformitätsbewertungsverfahren für Klasse-I-Produkte (mit Ausnahme der Klassen Is, Im und Ir) vollständig vom Hersteller selbst durchgeführt wird, sind in den für die Klassen IIa, IIb und III möglichen Modulen stets Prüftätigkeiten durch eine solche Benannte Stelle vorgesehen. In diesen Fällen muss die Konformität des Medizinprodukts mit den harmonisierten Normen und gemeinsamen Spezifikationen durch die Benannte Stelle festgestellt und bescheinigt werden. Diese Stellen müssen besondere Anforderungen erfüllen um als vertrauenswürdige Zertifizierer „benannt" zu werden. Diese Anforderungen sind

---

20 Dies ist nur eine Auswahl an möglichen Modulen/Modulkombinationen, es sind weitere möglich.

21 Auch wenn die MDD selbst keine „Sub-Klassen" der Klasse I benennt, werden für diese Produkte häufig die Klassenbezeichnungen Is (sterile) und Im (measuring) genutzt.

22 Gemeinhin als Klasse Ir (reusable) bezeichnet.

mit der MDR deutlich gestiegen: Die Verschärfung war politisch gewollt, hatten doch einige aufsehenerregende Fälle unter dem Regime der MDD[23] den Eindruck einer zu laschen Beurteilung von Marktzugangsverfahrens für Medizinprodukte aufkommen lassen. Die nun mit der MDR normierten Anforderungen und Verfahren zur Benennung einer Stelle führen freilich zu einem deutlich erhöhten Aufwand für Benannte Stellen und in der Konsequenz zunächst zu einem Mangel an Kapazität derartiger Stellen. Eine Übersicht der aktuell zugelassenen Stellen findet sich auf den Seiten der EU Kommission.[24] Zusammen mit dem praktischen „Verschwinden" der Klasse I für SaMD, droht ein Bottleneck bei der Markteinführung von Software zu entstehen. Hinzu kommt, dass die Benannten Stellen sich auf die neuen Prüfanforderungen für SaMD erst einstellen und zum Teil auch neues Personal rekrutieren müssen. Mit einer zügigen Konformitätsbewertung unter Einschaltung einer Benannten Stelle ist mithin derzeit nicht zu rechnen. Dieser Umstand ist von Herstellern digitaler Gesundheitstools frühzeitig im Entwicklungsprozess einzuplanen.

> **Soll die eigene Software nach den Anforderungen der MDR in Verkehr gebracht werden und stellt sie ein Medizinprodukt der Klasse IIa oder höher dar (und das ist nach MDR regelhaft der Fall), sollte man sich frühzeitig um Kontakt zu einer Benannten Stelle bemühen. Um den Benannten Stellen ihre Arbeit nicht unnötig zu erschweren und um das Prüfverfahren so schlank wie möglich zu halten, sollten die einschlägigen Normen sorgfältig geprüft und die notwendigen Dokumente gut strukturiert angefertigt werden.**

Verläuft das Konformitätsbewertungsverfahren positiv, ist also die Konformität des Produkts mit den einschlägigen Normen gesichert. Das Produkt wird als Zeichen seiner Verkehrsfähigkeit mit der CE-Kennzeichnung versehen. Auch hierbei sind Regeln zu beachten, die sich im Wesentlichen aus Artikel 17 MDD in Verbindung mit Anhang XII MDD oder Artikel 20 MDR in Verbindung mit Anhang V MDD ergeben. Während die Anbringung der Kennzeichnung auf dem Produkt und/oder dessen Verpackung

---

23 Insbesondere ist hier der „PIP-Skandal" zu nennen, bei dem der TÜV Rheinland als Benannte Stelle unsichere Brustimplantate der französischen Firma Poly Implant Prothèse geprüft hatte. Viele der genutzten Implantate stellten sich als von minderwertiger Qualität und gesundheitsschädlich für die betroffenen Patientinnen heraus. Daneben sind weitere Fälle nicht sorgfältiger Arbeit von Benannten Stellen bekannt (siehe z. B. BMJ 2012).

24 Stand August 2020 sind 17 Stellen benannt. URL: https://ec.europa.eu/growth/tools-databases/ nando/index.cfm?fuseaction=directive.notifiedbody&dir_id=34 (abgerufen am 27.08.2020). Unter MDD bestanden knapp 50 Benannte Stellen in Europa.

bei physikalischer Distribution per USB-Stick oder CD-ROM eingängig möglich erscheint, sollte bei rein digitaler Distribution die Kennzeichnung in der Software selbst an sinnvoll naheliegender Stelle angebracht werden, etwa im Startbildschirm, im Menü als eigener Punkt oder z. B. im Punkt „Über/About" oder ähnliches. Auch die Produktwebsite, soweit existent, sollte mit der Kennzeichnung versehen werden. Auch eine Kennzeichnung im App-/Play Store ist möglich.

Ist die CE-Kennzeichnung angebracht, ist das Produkt verkehrsfähig. Damit ist ein wichtiger Schritt zur Aufnahme in das BfArM-Verzeichnis nach § 139e SGB V getan. Überdies ist sogar bereits die erste Anforderung an DiGA erfüllt: Gemäß § 3 Absatz 1 DiGAV gilt der Nachweis der Sicherheit und Funktionstauglichkeit der DiGA nach § 139e Absatz 2 Satz 2 Nummer 1 mit der CE-Kennzeichnung grundsätzlich als erbracht.

Es ist äußerst ratsam, sich bereits bei der Entwicklung der Software mit den Voraussetzungen des Medizinprodukterechts und auch des DiGA-Fast-Tracks auseinanderzusetzen. Betrachtet man Entwicklung, CE-Kennzeichnung und DiGA-Fast-Track als konsekutive, einzelne Schritte, können sonst zum Teil erhebliche nachträgliche Änderungen notwendig sein.

„Der Fast-Track fordert DiGA-Herstellern einiges ab, ist aber auch das Tor in die Regel-versorgung.“

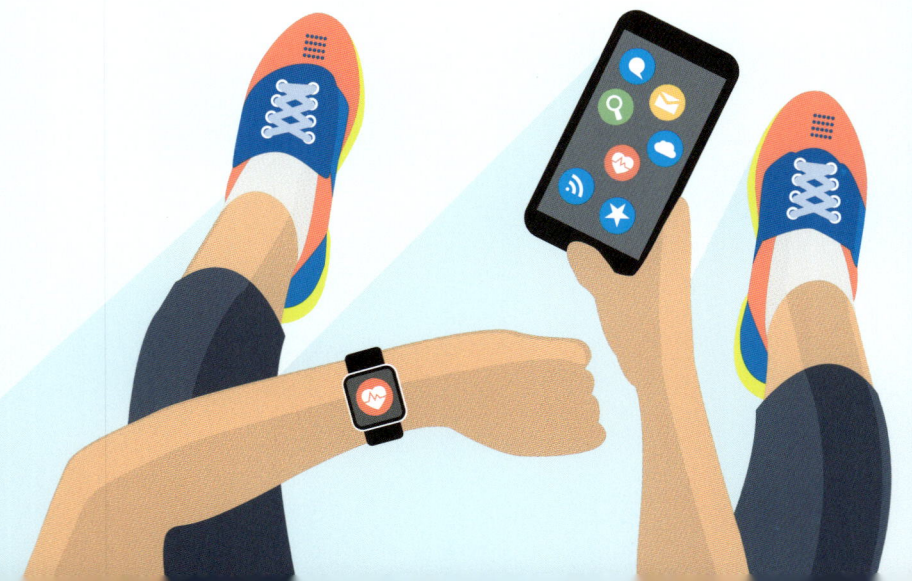

7

Der DiGA-Fast-Track

Wer die im vorigen Kapitel gemachten Hinweise beherzigt hat, hat einen guten Teil des Weges zur verordnungsfähigen DiGA bereits geschafft. Der DiGA-Fast-Track, an dessen Ende die Aufnahme des digitalen Gesundheitstools in das Verzeichnis beim BfArM steht, macht aus der bereits gut durchdachten und entwickelten Anwendung eine Leistung, auf die Versicherte der gesetzlichen Krankenversicherung im Krankheitsfall einen Rechtsanspruch haben – die DiGA. Dieser Anspruch besteht analog zum Rechtsanspruch der Versicherten auf eine Versorgung mit Hilfsmitteln, wie z. B. eine Unterarmgehstütze bei einem Beinbruch, oder auf ein Arzneimittel, wie z. B. einen Betablocker bei Bluthochdruck.

Die folgenden Kapitel leiten durch die spezifischen Anforderungen, die im Rahmen des DiGA-Fast-Tracks zu erfüllen sind (s. Abb. 12). Diese Anforderungen ergeben sich primär aus:

- § 33a Absatz 1 und 2 SGB V: DiGA-Definition und
- § 139e Absatz 2 und 4 SGB V: Grundlegende Anforderungen, positive Versorgungseffekte, Aufnahme auf Erprobung.

Die in § 139e SGB V normierten Anforderungen werden in der Verordnung des Bundesministeriums für Gesundheit nach § 139e Absatz 9 SGB V (Digitale Gesundheitsanwendungen-Verordnung – DiGAV) weiter konkretisiert (BMG 2020). Konkrete Hinweise zum Antragsverfahren beim BfArM ergeben sich aus dem vom BfArM gemäß § 139e Absatz 8 SGB V veröffentlichten Leitfaden (BfArM 2020c).

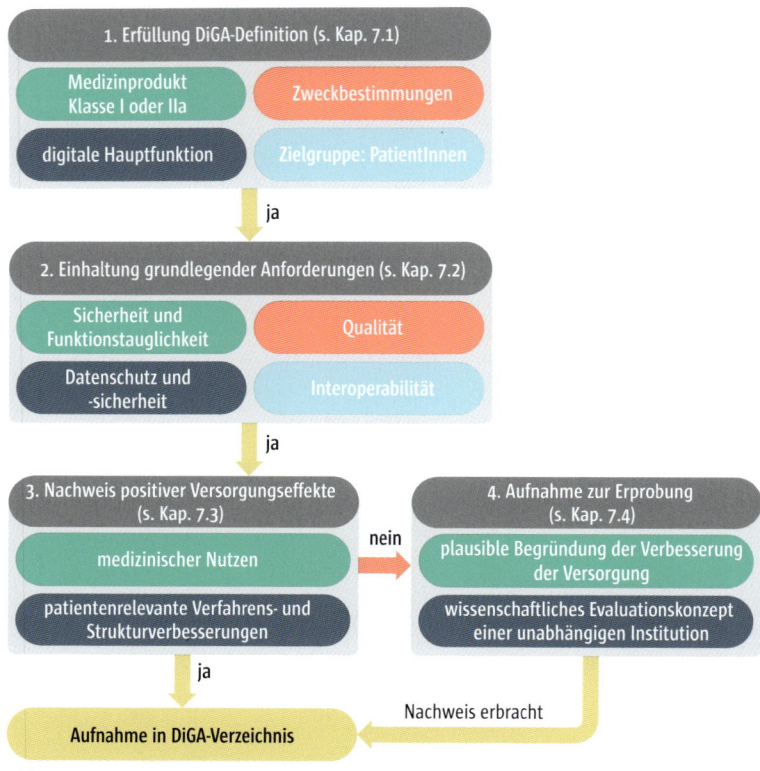

Abb. 12   DiGA-Fast-Track auf einen Blick

7.1   Die DiGA-Definition

Was genau eine DiGA ist, ergibt sich aus § 33a Absatz 1 SGB V. Die dortige Definition beinhaltet vier Voraussetzungen, die kumulativ erfüllt sein müssen.

7.1.1   Medizinprodukt Klasse I oder IIa

Nur Medizinprodukte niedriger Risikoklassen können gemäß § 33a Absatz 1 SGB V eine DiGA sein. In die Kategorie der niedrigen Risikoklassen fallen gemäß Absatz 2 der Vorschrift solche Medizinprodukte, die der **Risikoklasse I oder IIa** nach den medizinprodukterechtlichen Vorschriften zugeordnet sind. Der Verweis auf die maßgeblichen Vorschriften ist im Gesetz etwas kompliziert geraten. Das ist der Tatsache geschuldet, dass die bisher geltende EU-Medizinprodukterichtlinie (MDD) von der EU-Medi-

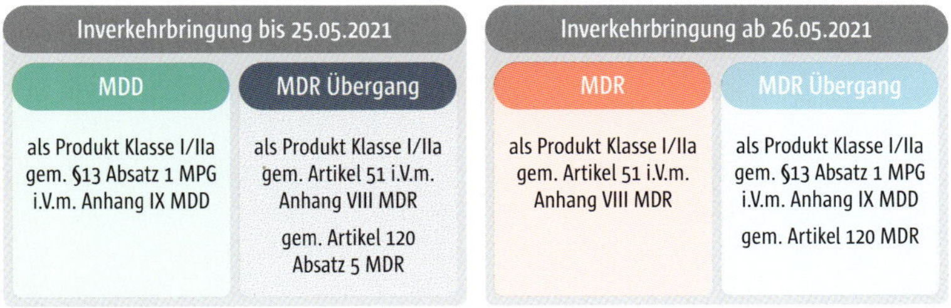

Inverkehrbringung bis 25.05.2021		Inverkehrbringung ab 26.05.2021	
MDD	MDR Übergang	MDR	MDR Übergang
als Produkt Klasse I/IIa gem. §13 Absatz 1 MPG i.V.m. Anhang IX MDD	als Produkt Klasse I/IIa gem. Artikel 51 i.V.m. Anhang VIII MDR gem. Artikel 120 Absatz 5 MDR	als Produkt Klasse I/IIa gem. Artikel 51 i.V.m. Anhang VIII MDR	als Produkt Klasse I/IIa gem. §13 Absatz 1 MPG i.V.m. Anhang IX MDD gem. Artikel 120 MDR

Abb. 13   Maßgebliche Vorschriften MDD und MDR im Zeitlauf

zinprodukteverordnung (MDR) abgelöst wird, wobei der Geltungsbeginn nachträglich verschoben wurde und daher verschiedene Übergangsregelungen greifen. Im Kern sagt der Verweis nichts anderes, als dass das fragliche Medizinprodukt der Klasse I oder IIa nach den jeweils geltenden Vorschriften ordnungsgemäß verkehrsfähig sein muss (s. Abb. 13).

Wie bereits beschrieben, ist die Einhaltung medizinprodukterechtlicher Vorschriften auch für Software, die im ersten oder zweiten Gesundheitsmarkt als DiGA oder in sonstiger Weise angeboten werden soll, ohnehin verbindlich (s. Kap. 6.6 *Regulierung von Medizinprodukten*). Die DiGA-Definition stellt darüber hinaus keine weiteren medizinprodukterechtlichen Anforderungen.

7.1.2 Zweckbestimmungen

DiGA können ausweislich § 33a Absatz 1 SGB V nur solche Medizinprodukte sein, die der **Erkennung, Überwachung, Behandlung oder Linderung von Krankheiten** oder der **Erkennung, Behandlung, Linderung oder Kompensierung von Verletzungen oder Behinderungen** dienen. Diese Zweckbestimmungen decken sich – trotz leicht unterschiedlicher Wortwahl (z. B. Erkennung statt Diagnose) – auf den ersten Blick mit denjenigen, die für die Einordnung als Medizinprodukt maßgeblich sind (s. Kap. 6.6.1 *Ist [meine] Software ein Medizinprodukt?*). Sie sind damit nicht weiter erläuterungsbedürftig. Auf den zweiten Blick fällt auf, dass die **Verhütung und Vorhersage von Krankheiten**, die sich in Artikel 2 Nummer 1 MDR finden, hier nicht genannt sind. Digitale Gesundheitstools, die der Primärprävention dienen, sind also **nicht „Fast-Track-fähig"**. Komplizierter erscheint die Einordnung von Sekundärprävention, insbesondere der Krankheitsfrüherkennung durch Screening-Maßnahmen, die sich grundsätzlich auch zur Verhütung und Vorhersage von Krankheiten einsetzen lassen. Weder § 33a SGB V noch DiGAV geben weitere Anhaltspunkte zur Einordnung von Früherkennungssoftware. Auch der Leitfaden führt zwar aus, dass Primärprävention nicht als Zweck einer DiGA in Betracht kommt, schweigt sich jedoch – abgesehen von der beispielhaften Nennung einer Hautkrebs-Screening-DiGA – zur Sekundärprävention aus. Der Terminus „Früherkennung" lässt durchaus eine Nähe zur Erkennung, also Diagnose von Krankheiten erkennen. Rechtlich kann die Abgrenzung zur Prävention und zur Erkennung von Krankheiten der Systematik des SGB V entnommen werden: Leistungen zur Verhütung von Krankheiten finden sich im dritten Abschnitt des dritten Kapitels SGB V, Leistungen zur Früherkennung im vierten Abschnitt, Leistungen zur Erkennung schließlich im fünften Abschnitt als Leistung der Krankenbehandlung. Insofern ist jedenfalls rechtlich eine Software, die der Früherkennung dient, wahrscheinlich nicht unter den DiGA-Begriff zu subsummieren. Im Übrigen gilt dies auch für solche Tools die der **Empfängnisverhütung oder -förderung** dienen.

7.1.3 Zielgruppe: PatientInnen

Die DiGA-Definition des § 33a Absatz 1 SGB V umfasst nur solche Medizinprodukte der Klassen I und IIa, die den genannten Zwecken „bei den Versicherten oder in der Versorgung durch Leistungserbringer" dienen. Dieses Merkmal der DiGA dient der Abgrenzung zu Software, die primär von Leistungserbringern genutzt wird und diese bei deren Arbeit unterstützt (wie z. B. Clinical-Decision-Support-Systeme, die Leistungserbringer bei Diagnose- und Therapieentscheidungen unterstützen, somit nicht PatientInnen zur Zielgruppe haben). Diese Abgrenzung ist wegen der Verordnungsfähigkeit von DiGA diesen ohnehin inhärent: ÄrztInnen und PsychotherapeutInnen können ihren PatientInnen schlechterdings nicht etwas verordnen, das sie selber wesentlich zu nutzen gedenken. Der Zusatz „oder in der Versorgung durch Leistungserbringer" hat damit zunächst klarstellende Wirkung und besagt, dass durchaus auch solche Tools als DiGA infrage kommen, die **auch** die Leistungserbringer bei ihrer Arbeit unterstützen – solange die konkreten **PatientInnen HauptnutznießerInnen und -anwenderInnen** sind. Hier kommen etwa DiGA in Betracht, die Daten der PatientInnen strukturiert erfassen und auswerten und die Auswertung nicht nur den PatientInnen, sondern (eine entsprechende Einwilligung der PatientInnen vorausgesetzt) auch den behandelnden ÄrztInnen zur Verfügung stellen. Telemedizinplattformen oder gar Arztinformationssysteme fallen damit jedenfalls nicht unter den DiGA-Begriff.

7.1.4 Digitale Hauptfunktion

DiGA können nach § 33a Absatz 1 SGB V nur solche Medizinprodukte sein, deren **Hauptfunktion** wesentlich auf digitalen Technologien beruht. Der Begründung des Kabinettsentwurfs zum DVG ist zu entnehmen, dass die digitale Technologie nicht lediglich der Ergänzung oder Steuerung anderer Medizinprodukte dienen dürfe. Damit ist zum einen klargestellt, dass Steuerungssoftware im Sinne des Medizinprodukterechts nicht unter den DiGA-Begriff fällt, zum anderen aber auch, dass die DiGA zwar im Zusammenspiel mit anderen Medizinprodukten oder Komponenten ihren positiven Versorgungseffekt entfalten darf, dass dieser aber eben wesentlich der Software zurechenbar sein muss. Insbesondere im Zusammenspiel mit spezialisierter **Hardware**, z. B. Sensoren ist diese Abgrenzung von Relevanz: Eine Software, die z. B. die korrekte Anwendung von als Hilfsmittel verordneten Sensoren überwacht und die PatientInnen dabei leitet, diese korrekt anzulegen, kann grundsätzlich eine patientenrelevante Verfahrens- und Strukturverbesserung mit sich bringen (z. B. erhöhte Patientensicherheit, da weniger Messfehler entstehen oder auch Patientensouveränität, da PatientInnen nicht täglich eine Pflegekraft konsultieren müssen). Soll aber der Sensor mit der Software gemeinsam in das DiGA-Verzeichnis aufgenommen werden, stellt sich durchaus die Frage, ob der eigentliche Effekt nicht vielmehr in der Messung der jeweiligen Biomarker über den Sensor liegt, also die Hauptfunktion wesentlich auf dem mechanisch arbeitenden Sensor basiert.

Über die Abgrenzung zu Hardware hinaus kann in diesem Zusammenhang auch die Abgrenzung von gegebenenfalls **eingebundener Dienstleistung** relevant und im Einzelfall kritisch sein. Während die Einbindung ärztlicher und psychotherapeutischer Leistungen in der DiGA *per definitionem* (s. Kap. 7.1.3 *Zielgruppe: PatientInnen*) unproblematisch ist und über die jeweiligen Vergütungsmechanismen dieser Leistungserbringer auch vergütet wird, ist grundsätzlich die Einbindung anderer (nicht approbierter) Dienstleister vom Gesetz nicht als DiGA-Bestandteil vorgesehen. Es liegt nahe, dass DiGA Funktionen umfassen, die mit der Inanspruchnahme von Beratungsleistungen nicht nur ergänzt werden können, sondern erst im Zusammenspiel mit solchen Leistungen ihr volles Potenzial entfalten. Zu denken ist hier beispielsweise an eine in die DiGA eingebettete Beratung durch nicht approbierte PsychologInnen, DiätberaterInnen oder PhysiotherapeutInnen etwa durch integrierte Telefon-, Video- oder Chatfunktion. Insofern die DiGA also ohne diese Dienstleistungen ihre Hauptfunktion ausüben können muss, sollten auch die beanspruchten positiven Versorgungseffekte durch die DiGA ohne Zuhilfenahme dieser Leistungen nachgewiesen werden. Auch eine Vergütung der Dienstleistungen über die mit dem GKV-SV zu vereinbarenden Vergütungsbeträge kommt damit grundsätzlich nicht in Betracht. Der BfArM-Leitfaden weist in Kapitel 2.1.2 jedoch darauf hin, dass die nur im Einzelfall potenzielle Zulässigkeit von Dienstleistungen in geringem Umfang im individuellen Beratungsgespräch mit dem BfArM geklärt werden könne. Möglich wäre darüber hinaus z. B. die krankenkassenindividuelle Vergütung über zusätzliche Selektivverträge.

Nicht hiervon betroffen sind die vom DiGA-Hersteller gemäß den Verbraucherschutzanforderungen der DiGAV bereitzustellenden technisch-organisatorischen Support-Dienstleistungen. Diese sind selbstverständlich notwendiger Bestandteil der DiGA.

7.2 Grundlegende Anforderungen

7.2.1 Sicherheit und Funktionstauglichkeit

In der Regel ist die Sicherheit und Leistungsfähigkeit von Medizinprodukten durch die Einhaltung der medizinprodukterechtlichen Vorschriften gewährleistet. Konsequenterweise normiert § 3 Absatz 1 DiGAV die grundsätzliche Annahme der mit der CE-Kennzeichnung nachgewiesenen Sicherheit und Funktionstauglichkeit.[25] Das BfArM beschränkt sich mithin in diesem Punkt in der Regel auf die Prüfung der formalen Rechtmäßigkeit der CE-Kennzeichnung anhand der im Antrag gemachten Angaben des Herstellers. Gemäß § 3 Absatz 2 DiGAV kann das BfArM jedoch aus begründetem Anlass eine tiefergehende Prüfung vornehmen und zu diesem Zweck vom Hersteller Unterlagen einfordern, aus denen die Rechtmäßigkeit der CE-Kennzeichnung hervorgeht. Hier ist z. B. an technische Dokumentationen und von Benannten Stellen ausgestellte Bescheinigungen zu denken. Fraglich ist, wann ein „begründeter Anlass" besteht. Dies kann insbesondere der Fall sein, wenn die vom Hersteller gemachten Angaben zum Medizinproduktestatus widersprüchlich oder mit dem postulierten positiven Versorgungseffekt nicht kongruent sind.

7.2.2 Datenschutz und Datensicherheit by Design

Wer eine DiGA entwickelt, wird um Fragen des Datenschutzes und der Datensicherheit nicht herumkommen. Das hat einen guten Grund und sollte nicht als Bürde sondern als Chance begriffen werden. Datenschutz

---

25 Auch die Begründung zum Kabinettsentwurf DVG weist darauf hin, dass mit der CE-Kennzeichnung – jedenfalls nach MDR – die Sicherheit und Leistungsfähigkeit gegeben sei. Der im Gesetz und der DiGAV genutzte Terminus „Funktionsfähigkeit" dürfte mit dem der Leistungsfähigkeit deckungsgleich sein.

und Datensicherheit sind Key Values jeder DiGA. Nur wer seine Hausaufgaben zum Schutz personenbezogener Daten seiner KundInnen gemacht hat, wird in einem sensiblen und gleichzeitig kompetitiven Umfeld das notwendige Vertrauen von ÄrztInnen und PatientInnen erfahren. Ohne dieses Vertrauen werden PatientInnen ein Produkt nicht nutzen wollen und ÄrztInnen und PsychotherapeutInnen werden davor zurückschrecken, ein solches zu verordnen. Es geht also um wesentlich mehr als das Abhaken eines Anforderungskatalogs und die Dokumentation für den Fall einer Auseinandersetzung mit Aufsichtsbehörden: Es geht um die gemeinsame **Vertrauensgrundlage** und damit um einen der wesentlichsten Grundpfeiler jedes erfolgreichen Geschäftsmodells. Die erhöhten Datenschutzanforderungen einer DiGA nach SGB V und DiGAV sind damit ein echtes Asset, das die eigene Marke stärken kann. DiGA sind Anwendungsfälle, in denen die Logik gilt, dass die konsequente Berücksichtigung von Datenschutz und Datensicherheit wichtige Wettbewerbsvorteile mit sich bringt und sich intensive Arbeit in diesem Bereich lohnt.

Rechtliche Rahmenbedingungen

Wenn personenbezogene Daten verarbeitet werden, ist der Anwendungsbereich des Datenschutzrechts eröffnet. Personenbezogene Daten sind Informationen über eine bestimmte oder bestimmbare Person. Hierzu zählen unmittelbar identifizierende Daten wie Name, Anschrift, Geburtsdatum usw. aber auch eindeutige Kennungen wie Personalausweisnummern oder die Krankenversichertennummer (KVNR) sowie alle inhaltlichen Informationen über eine Person. Sowohl auf EU-Ebene als auch auf nationaler Ebene ist Datenschutz bzw. informationelle Selbstbestimmung grundrechtlich geschützt (Artikel 8 GrCH, Artikel 2 Absatz 1 i.V.m. Artikel 1 Absatz 1 GG). Mit der Datenschutz-Grundverordnung (DS-GVO, im Englischen GDPR) gibt es ein Regelungsregime, das in der gesamten EU gilt und die wesentlichen Voraussetzungen für die Verarbeitung personenbezogener Daten verbindlich festlegt. In manchen Teilbereichen können die Mitgliedsstaaten darüber hinaus selbst Datenschutz regeln, weshalb es auch in Deutschland noch weitere Datenschutzgesetze gibt, die zusätzlich zur DS-GVO berücksichtigt werden müssen. Weil der deutsche Gesetzgeber aber darauf verzichtet hat, die DS-GVO zum Anlass zu nehmen, die bereits vorher geltenden Gesetze möglichst weitgehend zu Gunsten der unmittelbaren Geltung der DS-GVO aufzuheben, sondern versucht hat, alle bereits bestehenden Strukturen soweit es geht aufrecht zu erhalten, ergibt sich eine relativ komplexe Rechtslage.

Damit im Wust der geltenden Regelungen die Orientierung nicht verloren geht, folgt eine Zusammenfassung der wesentlichen Regelungen, die von DiGA-Herstellern beachtet werden müssen.

Datenschutz-Grundverordnung (DS-GVO)

Grundlegend gilt für die Verarbeitung von personenbezogenen Daten also EU-weit die DS-GVO. Sie enthält neben den wesentlichen Begriffsdefinitionen insbesondere Vorgaben zur Zulässigkeit von Datenverarbeitungen. So regelt sie, ob bestimmte Daten überhaupt verarbeitet werden dürfen. Zudem macht sie Vorgaben zur Art und Weise der Datenverarbeitung, klärt also die Frage, wie im Fall einer zulässigen Datenverarbeitung mit den Daten umzugehen ist und welche Sicherungsmaßnahmen zu ergreifen sind. Daneben regelt die DS-GVO auch Institutionelles, etwa hinsichtlich der Datenschutzaufsichtsbehörden und deren Kompetenzen und sieht ein eigenes Sanktionsregime für unrechtmäßige Datenverarbeitungen vor.

Die DS-GVO behandelt nicht alle Verarbeitungen von personenbezogenen Daten gleich. Sie kennt neben einfachen personenbezogenen Daten auch die sogenannten **besonderen Kategorien personenbezogener Daten** nach Artikel 9 Absatz 1 DS-GVO. Das sind personenbezogene Daten, die aus Sicht des Gesetzgebers besonders sensibel sind und daher nur unter erhöhten Anforderungen verarbeitet werden dürfen. Hierzu zählen insbesondere **Gesundheitsdaten**, also solche Daten, die sich auf die körperliche oder geistige Gesundheit einer natürlichen Person, einschließlich der Erbringung von Gesundheitsdienstleistungen, beziehen und aus denen zudem auch noch Informationen über deren Gesundheitszustand hervorgehen (Artikel 4 Nummer 15 DS-GVO).

DiGA-Hersteller werden in aller Regel personenbezogene Daten, insbesondere Gesundheitsdaten, verarbeiten müssen, um die DiGA bestimmungsgemäß einsetzen zu können. Das kann etwa der Fall sein, wenn Vitalwerte in einer App erfasst, einzunehmenden Medikamente verwaltet oder individuell abgestimmte Übungsprogramme für bestimmte Indikationen angeboten werden. Häufig wird die Information, dass eine DiGA verwendet wird, schon aus sich heraus eine Gesundheitsinformation über die NutzerInnen enthalten: Wenn etwa die DiGA indikationsspezifisch ist und über die Tatsache, dass ÄrztInnen diese verschrieben haben, gefolgert werden kann, dass bei DiGA-NutzerInnen die entsprechende Erkrankung diagnostiziert wurde und der Einsatz der DiGA erforderlich ist.

Unabhängig davon, ob die DiGA aber selbst die Eingabe oder die Erhebung weiterer Daten z. B. über Sensorik vorsieht, erhalten DiGA-Hersteller bestimmte Daten der Versicherten, die sie benötigen, um die DiGA gegenüber der jeweiligen Krankenkasse abzurechnen.

Die DS-GVO gilt sowohl für Behörden als auch für privatwirtschaftliche Unternehmen. Bei der Verarbeitung von Gesundheitsdaten kommt eine Zulässigkeit, also das **„Ob" der Datenverarbeitung,** nur in Betracht, wenn Artikel 9 Absatz 2 DS-GVO das vorsieht oder eine Öffnungsklausel enthält, die es dem deutschen Gesetzgeber ermöglicht, Datenverarbeitungen durch eigene Regelungen zu legitimieren.

Unmittelbar auf Artikel 9 Absatz 2 DS-GVO kann sich ein DiGA-Hersteller nur stützen, wenn er die Datenverarbeitung durch eine Einwilligung legitimiert. Gesetzliche Tatbestände, die von DiGA-Herstellern verwendet werden könnten, sieht Artikel 9 Absatz 2 DS-GVO hingegen nicht vor. Für den Bereich der Gesundheitsversorgung bestehen allerdings Öffnungsklauseln zugunsten der Mitgliedsstaaten. Neben der Schaffung von gesetzlichen Zulässigkeitstatbeständen kann der deutsche Gesetzgeber aber auch weitere Anforderungen (Artikel 9 Absatz 4 DS-GVO) formulieren. Er könnte sogar bestimmen, dass die Verarbeitung von Gesundheitsdaten auf Grundlage einer Einwilligung abweichend von Artikel 9 Absatz 2 Buchstabe a) DS-GVO nicht zulässig sein soll oder nur unter bestimmten zusätzlichen Bedingungen oder nur in einem bestimmten Umfang zulässig sein soll. Letzteres hat der deutsche Gesetzgeber auch getan (s. Kap. 7.2.2, Abschnitt *Zulässigkeit der Datenverarbeitung – Beschränkung der Einwilligung*).

Was die **Art und Weise der Datenverarbeitung** angeht, enthält die DS-GVO sehr umfangreiche Regelungen. Zu beachten sind etwa die allgemeinen Vorgaben zu Betroffenenrechten, Transparenz und Informationen (z. B. in Form einer Datenschutzerklärung), zum Abschluss von Verträgen über die Auftragsverarbeitung oder eine gemeinsame Verantwortlichkeit, die Implementierung von Datenschutzmanagement-Systemen und Löschkonzepten, die Benennung eines oder einer Datenschutzbeauftragten, die Durchführung von Datenschutz-Folgenabschätzungen und das Führen eines Verfahrensverzeichnisses. Ganz wesentliche Implikationen, die bereits die Entwicklung einer DiGA und deren konkrete Ausgestaltung beeinflussen, ergeben sich aus dem Erfordernis sog. technische und organisatorische Maßnahmen im Sinne des Artikel 32 DS-GVO zu treffen. Das Prinzip, dass datenschutzfreundliche Technikgestaltung und datensparsame Voreinstellungen von Anfang an umzusetzen sind, ergibt sich zwar bereits allgemein aus den Grundsätzen nach Artikel 5 DS-GVO, wird aber durch Artikel 15 DS-GVO nochmal konkret vorgegeben („privacy by design and by default"). Da die allgemeinen Pflichten, die sich aus der DS-GVO ergeben, nicht immer spezifisch wegen des Betriebs einer DiGA einschlägig sind, sondern zum größten Teil auch bereits beim einfachen Betrieb eines Geschäfts gelten können (z. B. die Pflicht zur Führung eines Verarbeitungsverzeichnisses), gehen wir im Folgenden nur auf DiGA-spezifische Besonderheiten des Datenschutzrechts ein.

Datenschutz-Folgenabschätzung (DSFA)

Die DS-GVO sieht in Artikel 35 vor, dass ein Verantwortlicher u. U. eine Abschätzung möglicher Folgen, konkret der Risiken einer Datenverarbeitung durchführen muss. Im Rahmen einer solchen Datenschutz-Folgenabschätzung (DSFA) muss der Verantwortliche zunächst eine systematische Beschreibung der geplanten Verarbeitungsvorgänge und der Zwecke der Verarbeitung, gegebenenfalls einschließlich der von dem Verantwortlichen verfolgten berechtigten Interessen erstellen. Im Anschluss hat eine Bewertung der Notwendigkeit und Verhältnismäßigkeit der Verarbeitungsvorgänge in Bezug auf den Zweck sowie eine Bewertung der Risiken für die Rechte und Freiheiten der betroffenen Personen zu erfolgen. Schließlich muss ein Verantwortlicher die zur Bewältigung der Risiken geplanten Abhilfemaßnahmen ergreifen, einschließlich Garantien, Sicherheitsvorkehrungen und Verfahren, durch die der Schutz personenbezogener Daten sichergestellt und der Nachweis dafür erbracht wird, dass diese Verordnung eingehalten wird. Dabei ist den Rechten und berechtigten Interessen der betroffenen Personen und sonstiger Betroffener Rechnung zu getragen.

Sollte am Ende dieser Selbsteinschätzung das Ergebnis stehen, dass trotz entsprechender Maßnahmen ein hohes Risiko bestehen bleibt, muss die Datenschutzaufsichtsbehörde konsultiert (Hansen 2019) oder gänzlich auf die Verarbeitung der Daten verzichtet werden.

Eine DSFA muss nur durchgeführt werden, wenn voraussichtlich ein hohes Risiko für die Rechte und Freiheiten natürlicher Personen besteht. Ob ein solches Risiko besteht, muss also vorab geprüft werden. Für DiGA-Hersteller, die Gesundheitsdaten verarbeiten, wird man in der Regel jedoch keine solche Vorprüfung durchführen müssen, da DiGA in den allermeisten Fällen von der DSFA-„Blacklist" nach Artikel 35 Absatz 4 DS-GVO der Datenschutzkonferenz des Bundes und der Länder (DSK) erfasst sein werden. In einer solchen Blacklist führen die Aufsichtsbehörden Verarbeitungsvorgänge, bei denen stets eine DSFA durchzuführen ist. Eine DSFA ist nach der aktuellen **Blacklist** (DSK 2018) z. B. dann durchzuführen, wenn eine DiGA wiederholt Gesundheitsdaten über Sensoren erhebt und diese zentral speichert und aufbereitet oder sie mittels solcher Daten die Leistungsfähigkeit der betroffenen Person beurteilt oder künstliche Intelligenz zur Verarbeitung personenbezogener Daten zur Steuerung der Interaktion mit den Betroffenen oder zur Bewertung persönlicher Aspekte eingesetzt wird. Unabhängig davon setzt die Anlage 1 zur DiGAV die Durchführung einer DSFA voraus. Wie eine solche DSFA nach Ansicht der DSK durchzuführen ist, hat diese in einem **Kurzpapier** zusammengefasst (DSK 2018).

Technische und organisatorische Maßnahmen

Durch technische und organisatorische Maßnahmen soll ein dem Risiko angemessenes Schutzniveau sichergestellt werden, wozu die DS-GVO beispielhaft – und damit nicht abschließend – verschiedene Maßnahmen auf einem abstrakten Level nennt. Welche konkreten Maßnahmen dann zur Operationalisierung dieser Vorgaben dem Stand der Technik entsprechen und unter Berücksichtigung der Implementierungskosten und der Art, des Umfangs, der Umstände und der Zwecke der Verarbeitung sowie der unterschiedlichen Eintrittswahrscheinlichkeit und Schwere der mit der Verarbeitung verbundenen Risiken für die Rechte und Freiheiten natürlicher Personen angemessen sind, sagt die DS-GVO jedoch nicht. Diese Entscheidung überlässt sie dem Verantwortlichen, in diesem Fall also den DiGA-Herstellern.

Weitere – ebenfalls abstrakt formulierte – Anforderungen ergeben sich durch **§ 22 Absatz 2 BDSG** (s. Kap. 7.2.2, Abschnitt *Erweiterte Anforderungen an technische und organisatorische Maßnahmen*). Konkreter wird es im **Anhang 1 zur DiGAV** (s. Kap. 7.2.2, Abschnitt *Anforderungen an die Datensicherheit*) wobei allerdings zu beachten ist, dass diese nur ein **Instrument des Zulassungsprozesses** beim BfArM ist und quasi einen **Mindeststandard** festschreibt. Im Einzelfall können weitere Maßnahmen aus Sicht des Datenschutzrechts erforderlich sein, auch wenn diese nicht vom BfArM abgefragt werden.

Datenschutzbeauftragter

Die meisten DiGA-Hersteller werden bereits nach den Vorgaben des Artikel 37 Absatz 1 Nummer 1 Buchstabe c) DS-GVO verpflichtet sein, einen (internen oder externen) Datenschutzbeauftragten zu benennen, da es bei ihnen Kerntätigkeit sein wird, umfangreich Gesundheitsdaten zu verarbeiten. Selbst wenn das nicht der Fall wäre, würde voraussichtlich eine Pflicht zur Benennung eines Datenschutzbeauftragten aus § 38 Absatz 1 BDSG folgen, wenn eine Datenschutz-Folgenabschätzung durchzuführen ist; jedenfalls aber sobald mindestens 20 Personen beim Verantwortlichen regelmäßig personenbezogene Daten verarbeiten.

Datenschutzbeauftragte haben die Aufgabe, den Verantwortlichen in datenschutzrechtlichen Fragen zu beraten und zu unterrichten sowie die Einhaltung des Datenschutzrechts unternehmensintern zu überprüfen. Datenschutzbeauftragte sind für die Zusammenarbeit mit den Datenschutzaufsichtsbehörden zuständig und Anlaufstelle für diese. Eine Benennung ist der zuständigen Datenschutzaufsichtsbehörde zu melden.

Bundesdatenschutzgesetz (BDSG)

Neben die Regelungen der DS-GVO treten in Deutschland diejenigen des BDSG. Diese Regelungen gehen in ihren Anforderungen zum Teil über diejenigen der DS-GVO hinaus und machen das Datenschutzrecht damit nicht übersichtlicher.

DiGA-Hersteller sind nicht-öffentliche Stellen

In Deutschland gibt es verschiedene allgemeine Datenschutzgesetze des Bundes und der Länder. Für privatwirtschaftliche Unternehmen, die DiGA herstellen und betreiben, sowie für öffentliche Unternehmen, die mit diesen am Wettbewerb teilnehmen, gilt allerdings einheitlich das **Bundesdatenschutzgesetz (BDSG)** als allgemeines nationales Datenschutzrecht neben der DS-GVO. Das BDSG bezeichnet diese als **„nicht-öffentliche Stellen"** (vgl. § 2 Absatz 4 Satz 1 BDSG, § 2 Absatz 5 BDSG).

Keine gesetzliche Verarbeitungsbefugnis im BDSG

Das BDSG enthält auch spezifische Normen für die Verarbeitung von Gesundheitsdaten im Behandlungskontext in § 22 BDSG. Allerdings ergibt sich daraus nicht, dass DiGA-Hersteller auf die Einholung einer Einwilligung verzichten könnten, denn der einzig denkbare Tatbestand in § 22 Absatz 1 Nummer 1 Buchstabe b) BDSG sieht vor, dass Gesundheitsdaten nur dann auch ohne Einwilligung verarbeitet werden dürfen, wenn der Verantwortliche einer beruflichen Schweigepflicht unterliegt. Das ist bei DiGA-Herstellern allerdings nicht der Fall. Eine Verarbeitung von Gesundheitsdaten aufgrund einer gesetzlichen Erlaubnis – also **ohne Einwilligung** – ist damit für DiGA-Hersteller nach dem BDSG **grundsätzlich nicht zulässig**.

Erweiterte Anforderungen an technische und organisatorische Maßnahmen

Zu beachten sind allerdings die Vorgaben aus § 22 Absatz 2 BDSG, der die Frage nach der **Art und Weise der Datenverarbeitung** im Hinblick auf geeignete technische und organisatorische Maßnahmen (vgl. Artikel 32 DS-GVO, hierzu s. Kap. 7.2.2, Abschnitt *Technische und organisatorische Maßnahmen*) konkretisiert. Richtig schlau wird ein DiGA-Hersteller daraus wohl auch nicht, da die Vorgaben nur beispielhaft und zudem technikneutral formuliert sind. Allerdings kann man sich den Kanon der dort genannten Kriterien bereits als erste grobe Checkliste vornehmen.

> § 22 Absatz 2 BDSG ist der rechtlich verbindliche Rahmen für DiGA-Hersteller, den eine Aufsichtsbehörde heranziehen würde, um zu beurteilen, ob die ergriffenen technischen und organisatorischen Maßnahmen angemessen sind.

Sozialgesetzbuch V

Das Fünfte Buch des Sozialgesetzbuchs (SGB V) enthält das Recht der Gesetzlichen Krankenversicherung und beinhaltet neben der gesetzlichen
Definition des Begriffs der digitalen Gesundheitsanwendung (§ 33a Absatz 1 SGB V) auch Regelungen zu datenschutzrechtlichen Aspekten der
DiGA.

Anwendbarkeit und Verhältnis zu anderweitigem Datenschutzrecht

Manch einer fragt sich vielleicht, ob all das zuvor zur DS-GVO und dem
BDSG Gesagte nicht bereits deshalb hinfällig ist, weil DiGA doch im Sozialgesetzbuch geregelt sind und es sich deshalb bei den anfallenden Daten
um **Sozialdaten** handelt, die doch vermeintlich ganz eigenen Regeln
unterliegen. Dem ist allerdings nicht so:

Zunächst ist zu sagen, dass die DS-GVO auch die Verarbeitung von personenbezogenen Daten im Bereich der Sozialversicherungssysteme erfasst
und rechtlich überformt, auch wenn es für den Bereich der sozialen Siche-
rungssysteme in den EU-Mitgliedsstaaten umfangreiche Öffnungsklauseln in der DS-GVO gibt. Diesen Vorrang der DS-GVO hat der deutsche
Bundesgesetzgeber auch ausdrücklich anerkannt und bei der Anpassung
des Sozialrechts entsprechende Bezugnahmen auf die DS-GVO aufgenommen (vgl. etwa § 35 Absatz 2 Satz 1 SGB I und § 67 Absatz 2 Satz 1 SGB X).

Für das Verhältnis von BDSG zum Sozialgesetzbuch enthalten sowohl das
BDSG als auch das SGB I entsprechende Regelungen. Gemäß § 1 Absatz 2
Satz 1 BDSG gelten andere Bundesgesetze (wie das SGB V) vorrangig vor
dem BDSG. Das BDSG bleibt gemäß § 1 Absatz 2 Satz 2 BDSG aber dann weiter anwendbar, wenn ein Sachverhalt nicht oder nicht vollständig durch
das speziellere Bundesrecht geregelt wird. Während das sog. Sozialdatenschutzrecht nach § 35 SGB I i.V.m. §§ 67ff. SGB X entsprechend ausdrücklich regelt, dass es die Verarbeitung von Sozialdaten abschließend regelt
(§ 35 Absatz 2 Satz 1 SGB I), gilt das nicht gleichermaßen für solche personenbezogenen Daten, die keine Sozialdaten sind. Nicht abschließende
Regelungen finden sich insbesondere im SGB V für die Verarbeitung von
Daten durch DiGA-Hersteller.

Die Tatsache, dass datenschutzrechtliche Aspekte im Sozialgesetzbuch geregelt wurden, führt aber nicht dazu, dass es sich bei Daten, die von einem
DiGA-Hersteller verarbeitet werden, automatisch um Sozialdaten handelt.
Sozialdaten, die dann auch dem Sozialgeheimnis (vgl. § 35 SGB I) unterliegen, sind nämlich nur solche, die von einer in § 35 SGB I genannten Stelle
im Hinblick auf ihre Aufgaben nach diesem Gesetzbuch verarbeitet werden.
Die dort genannten Stellen sind z. B. die Krankenkassen als Leistungsträger.

Dort nicht genannt sind hingegen die Leistungserbringer wie ÄrztInnen oder PsychotherapeutInnen sowie die DiGA-Hersteller. Für diese Leistungserbringer gelten zwar vereinzelte, punktuell regelnde Normen aus dem SGB V, nicht aber das Sozialgeheimnis und das Sozialdatenschutzrecht.

Das bedeutet, dass die Regelungen des SGB V nur insoweit gelten, wie das SGB V ausdrücklich regelt. Im Übrigen kann und muss auf allgemeines Datenschutzrecht zurückgegriffen werden; bei den DiGA-Herstellern also auf das BDSG und die DS-GVO. Erst wenn Krankenkassen Abrechnungsdaten von DiGA-Herstellern erhalten haben, gilt für die Verarbeitung durch die Krankenkasse das Sozialdatenschutzrecht. Der DiGA-Hersteller bleibt davon weiterhin unberührt.

DiGA-Hersteller verarbeiten keine Sozialdaten!

Datenschutzrechtliche Regelungen für DiGA im SGB V

Das SGB V selbst regelt nur sehr punktuell spezielles Datenschutzrecht für DiGA.

Zum einen bestimmt § 139e Absatz 2 Satz 2 Nummer 2 SGB V im Rahmen der Regelungen zum Verfahren zur Aufnahme in das DiGA-VZ beim BfArM, dass der DiGA-Hersteller nachweisen muss, dass den **Anforderungen an den Datenschutz** entsprochen wird und die **Datensicherheit nach dem Stand der Technik** gewährleistet wird. Dabei nennt das Gesetz aber keine genaueren Anforderungen. Dem Grunde nach gelten daher die bereits oben genannten Vorgaben des BDSG und der DS-GVO. Hinsichtlich der technischen und organisatorischen Maßnahmen ist also § 22 Absatz 2 BDSG zu beachten.

Einen gesetzlichen Erlaubnistatbestand zur Verarbeitung von personenbezogenen (Gesundheits-)Daten durch DiGA-Hersteller zum Zweck der **Abrechnung** enthält § 302 SGB V. Demnach dürfen (und müssen) bestimmte Angaben zum Zweck der Abrechnung durch den Hersteller gegenüber der jeweiligen Krankenkasse übermittelt werden. Einzelheiten sind vom Spitzenverband Bund der Gesetzlichen Krankenkassen (GKV-SV) in einer Abrechnungsrichtlinie geregelt worden (vgl. § 302 Absatz 2 SGB V).[26]

---

26 Die „Richtlinie des Spitzenverbandes Bund der Krankenkassen nach § 302 Abs. 2 SGB V über Form und Inhalt des Abrechnungsverfahrens von Digitalen Gesundheitsanwendungen nach § 33a SGB V" vom 30.07.2020 kann über das Portal www.gkv-datenaustausch.de abgerufen werden. Diese und weitere wesentlichen Dokumente findet man unter URL: https://www.gkv-datenaustausch.de/leistungserbringer/digitale_gesundheitsanwendungen/digitale_gesundheitsanwendungen.jsp (abgerufen am 27.08.2020)

Wer allerdings eine Rechtsgrundlage für die Verarbeitung von personenbezogenen (Gesundheits-)Daten durch DiGA-Hersteller zum Zweck der Verwendung der DiGA sucht, wird erfolglos bleiben. Das SGB V hat keinen gesetzlichen Verarbeitungstatbestand geschaffen. Auch ein Rückgriff auf § 22 Absatz 1 BDSG bleibt ohne Erfolg, da die dort genannten Voraussetzungen, insbesondere die persönlichen Voraussetzungen wie das Bestehen einer berufsrechtlichen Schweigepflicht, von DiGA-Herstellern nicht erfüllt werden. Deshalb bleibt einzig und allein der Rückgriff auf eine **ausdrückliche Einwilligung** nach Artikel 9 Absatz 2 Buchstabe a) DS-GVO.

Im Grunde sind Einwilligungen ein sehr variables Instrument, das von DiGA-Herstellern sehr umfassend zu verschiedenen Zwecken genutzt werden könnte. Beachtet werden muss allerdings, dass das Bundesministerium für Gesundheit in der Digitale Gesundheitsanwendungen-Verordnung (DiGAV) weitere Beschränkungen und konkrete Anforderungen an die Datensicherheit vorgesehen hat.

Anforderungen nach DiGAV

Auf Grundlage der Verordnungsermächtigung des § 139e Absatz 9 Satz 1 Nummer 2 SGB V hat das Bundesministerium für Gesundheit die DiGAV erlassen, die am 21.04.2020 in Kraft getreten ist. § 4 DiGAV enthält weitere Regelungen zum Datenschutz und der Datensicherheit, die im Folgenden genauer beleuchtet werden.

Die geltende Fassung des § 4 DiGAV lautet:

„§ 4 Anforderungen an Datenschutz und Datensicherheit

(1) Digitale Gesundheitsanwendungen müssen die gesetzlichen Vorgaben des Datenschutzes und die Anforderungen an die Datensicherheit nach dem Stand der Technik unter Berücksichtigung der Art der verarbeiteten Daten und der damit verbundenen Schutzstufen sowie des Schutzbedarfs gewährleisten.

(2) Im Rahmen einer digitalen Gesundheitsanwendung dürfen personenbezogene Daten nur aufgrund einer Einwilligung der Versicherten nach Artikel 9 Absatz 2 Buchstabe a der Verordnung (EU) 2016/679 des Europäischen Parlaments und des Rates vom 27. April 2016 zum Schutz natürlicher Personen bei der Verarbeitung personenbezogener Daten, zum freien Datenverkehr und zur Aufhebung der Richtlinie 95/46/EG (Datenschutz-Grundverordnung) (ABl. L 119 vom 4.5.2016, S. 1) und ausschließlich zu den folgenden Zwecken verarbeitet werden:

1. zu dem bestimmungsgemäßen Gebrauch der digitalen Gesundheitsanwendung durch die Nutzer,

2. zu dem Nachweis positiver Versorgungseffekte im Rahmen einer Erprobung nach § 139e Absatz 4 des Fünften Buches Sozialgesetzbuch,

3. zu der Nachweisführung bei Vereinbarungen nach § 134 Absatz 1 Satz 3 des Fünften Buches Sozialgesetzbuch,

4. zu der dauerhaften Gewährleistung der technischen Funktionsfähigkeit, der Nutzerfreundlichkeit und der Weiterentwicklung der digitalen Gesundheitsanwendung.

Die Einwilligung zu der Datenverarbeitung nach Satz 1 Nummer 4 ist getrennt von einer Einwilligung in die Datenverarbeitung für Zwecke nach Satz 1 Nummer 1 bis 3 einzuholen. Datenverarbeitungsbefugnisse nach anderen Vorschriften bleiben unberührt.

(3) Im Rahmen einer digitalen Gesundheitsanwendung darf die Verarbeitung von personenbezogenen Daten durch die digitale Gesundheitsanwendung selbst sowie bei einer Verarbeitung personenbezogener Daten im Auftrag nur im Inland, in einem Mitgliedstaat der Europäischen Union oder in einem diesem nach § 35 Absatz 7 des Ersten Buches Sozialgesetzbuch gleichgestellten Staat oder, sofern ein Angemessenheitsbeschluss gemäß Artikel 45 der Verordnung (EU) 2016/679 vorliegt, in einem Drittstaat erfolgen.

(4) Eine Verarbeitung von personenbezogenen Daten zu anderen als den in Absatz 2 Satz 1 genannten Zwecken, insbesondere zu Werbezwecken, ist ausgeschlossen. Die Befugnis zur Datenverarbeitung nach anderen Vorschriften nach Absatz 2 Satz 3 bleibt unberührt.

(5) Der Hersteller digitaler Gesundheitsanwendungen verpflichtet alle für ihn tätigen Personen, die Zugang zu personenbezogenen Daten der Versicherten haben, auf Verschwiegenheit.

(6) Das Nähere zu den Anforderungen nach den vorstehenden Absätzen bestimmt sich nach Anlage 1. Der Hersteller fügt seinem Antrag die Erklärung nach Anlage 1 bei. Erweisen sich die Vorgaben der Anlage 1 im Hinblick auf die Eigenschaften der digitalen Gesundheitsanwendung als ungeeignet, kann die digitale Gesundheitsanwendung im Einzelfall von den Vorgaben der Anlage 1 abweichen, wenn die gesetzlichen Vorgaben des Datenschutzes und die Anforderungen an die Datensicherheit nach dem Stand der Technik durch eine abweichende Umsetzung gleichermaßen umgesetzt werden. In seinem Antrag legt der Hersteller die Abweichung von den Vorgaben der Anlage 1 dar und begründet diese."

Zulässigkeit der Datenverarbeitung – Beschränkung der Einwilligung

Die Frage, auf welcher **Rechtsgrundlage** (Gesundheits-)Daten als Ausnahme vom Verbot der Verarbeitung nach Artikel 9 Absatz 1 DS-GVO dennoch verarbeitet werden dürfen, wird in § 4 Absatz 2 DiGAV geklärt. Demnach dürfen „im Rahmen einer digitalen Gesundheitsanwendung" personenbezogene Daten der NutzerInnen in der Regel nur erfolgen, wenn die NutzerInnen **ausdrücklich eingewilligt** haben. Eine bestimmte Form der Einwilligung ist nicht vorgeschrieben. Einwilligungen können daher elektronisch in der DiGA eingeholt werden. Wichtig ist, dass die Einwilligungen eingeholt werden, **bevor** personenbezogene Daten verarbeitet werden. Für eine Einwilligung wird es in der Regel nicht erforderlich sein, eine Identitätsprüfung (z. B. mittels Personalausweis, eGK oder einem anderen geeigneten Identverfahren) durchzuführen, wenn über die DiGA nicht auch auf bereits bestehende Datensätze von Versicherten zugegriffen werden soll, da in diesen Fällen lediglich sichergestellt werden muss, dass nur der oder die jeweilige NutzerIn Zugriff auf die DiGA hat. Dabei ist es unerheblich, wer diese Personen sind. Im Gegenteil: Eine Identifikation würde dazu führen eine möglicherweise vollständig pseudonymisierte Nutzung der DiGA zu verhindern. Dies würde gegen den Grundsatz der Datenminimierung verstoßen (Artikel 5 Absatz 1 Buchstabe c) DS-GVO).

In den vier in § 4 Absatz 2 DiGAV aufgeführten Nummern werden zudem die zulässigen **Zwecke**, die von einer Einwilligung umfasst sein können, eingeschränkt. Der wichtigste Anwendungsfall ist mit Nummer 1 freilich die **bestimmungsgemäße Verwendung** der DiGA, d. h. der Einsatz der DiGA entsprechend der Herstellervorgaben im Rahmen der Krankenbehandlung. Nummer 2 betrifft Fälle, in denen eine DiGA zunächst nur zur **Erprobung** im DiGA-VZ gelistet wird und die zum Nachweis von positiven Versorgungseffekten erforderlichen Daten aus der Nutzung der DiGA während der Erprobungsphase gewonnen werden sollen. Nummer 3 schließlich sieht vor, dass eine Einwilligung auch eingeholt werden darf, um **erfolgsabhängige Vergütungsanteile** nachweisen zu können, sofern diese nach § 134 SGB V in Betracht kommen. Diese ersten drei Einwilligungen können auch kombiniert eingeholt werden.

Anders ist dies bei der Einwilligung nach Nummer 4, die die Verarbeitung personenbezogener Daten zum Zweck der **dauerhaften Gewährleistung der technischen Funktionsfähigkeit, der Nutzerfreundlichkeit und der Weiterentwicklung der digitalen Gesundheitsanwendung** betrifft. Diese Einwilligung muss gesondert eingeholt werden. Die DiGA muss auch ohne eine Einwilligung nach Nummer 4 nutzbar sein. Eine Koppelung an die anderen Einwilligungen oder gar eine vollständige Nicht-Nutzbarkeit der DiGA ohne eine Einwilligung nach Nummer 4 wäre unzulässig. Liegt eine Einwilligung nach Nummer 4 vor, können Fehleranalysetools eingesetzt werden, solange sie nicht ein umfassendes Tracking bedeuten, sondern nur fehlerspezifische Datenerfassung und Reportings erlauben.

Die Beschränkung der Einwilligung auf die oben genannten Zwecke bedeutet aber nicht, dass es keine **Ausnahmen** geben könnte, in denen eine Verarbeitung auf Grundlage anderweitiger (gesetzlicher) Datenverarbeitungsbefugnisse zulässig wäre. § 4 Absatz 2 Satz 3 DiGAV stellt das ausdrücklich klar. Die vermutlich wichtigste Ausnahme ist die gesetzliche Befugnis zur Verarbeitung von personenbezogenen Daten zu **Abrechnungszwecken** gegenüber den Krankenkassen gemäß § 302 SGB V (s.o.). Daneben können anderweitige Verarbeitungsbefugnisse und -pflichten z.B. aus dem Medizinprodukterecht erwachsen. Diesen Regelungen soll die DiGAV nicht entgegenstehen.

Ausnahmslos ausgeschlossen sind allerdings Verarbeitungen zu **Werbezwecken** und anderen, nicht gesetzlich geregelten oder in § 4 Absatz 2 Nummer 1–4 genannten Zwecken im Fall einer Einwilligung. Das stellt § 4 Absatz 4 DiGAV ausdrücklich fest. Damit ist insbesondere der Einsatz von **Tracking-Tools zum Zweck der personalisierten Werbung** unabhängig davon ausgeschlossen, ob Nutzer bereit wären, hierzu einzuwilligen. Diese Einschränkung ist für viele DiGA-Hersteller, die bisher Apps entwickelt haben oder Homepages betreiben, ungewöhnlich und vermutlich aus Marketingsicht unverständlich. Der Grund hierfür liegt allerdings darin, dass DiGA von den Krankenkassen vollständig vergütet werden, und der Verordnungsgeber daher keinen Raum für eine zusätzliche Werbefinanzierung sieht. Da es sich bei DiGA nicht um Lifestyle-, sondern um Medizinprodukte handelt und die Sensibilität der Daten als hoch eingeschätzt wird, sind Vertraulichkeit und Datenminimierung im besonderen Maße geboten. Eine solche Beschränkung der Einwilligungsmöglichkeiten bei Gesundheitsdaten durch nationales Recht erlaubt Artikel 9 Absatz 2 Buchstabe a) DS-GVO ganz ausdrücklich.

Nun könnte man zwar sagen, dass für Werbezwecke nicht unbedingt gesundheitsrelevante Daten erforderlich sind und lediglich einfaches Nutzerverhalten getrackt werden müsse. Realistisch betrachtet würde man aber Nutzerverhalten in einer medizinischen Anwendung, die von ÄrztInnen oder PsychotherapeutInnen infolge einer entsprechenden Diagnose und Indikation verordnet wurde oder in Kenntnis einer solchen Indikation von der Krankenkasse genehmigt wurde, tracken, sodass auch bei diesen Daten regelmäßig vom Vorliegen von Gesundheitsdaten auszugehen ist.

> **Bei der Entwicklung von DiGA und bei der Entwicklung des Businessplans sollte von Beginn an der Grundsatz der Datensparsamkeit** beachtet werden. Es sollten nur so viele Daten wie unbedingt notwendig erfasst werden, um die in § 4 Absatz 2 Satz 1 Nummer 1–4 DiGAV genannten Zwecke zu erfüllen oder soweit dies zu Abrechnungszwecken nach § 302 SGB V erforderlich ist. Die Preise müssen so kalkuliert werden, dass man nicht auf zusätzliche Werbemaßnahmen angewiesen ist.

Die jüngste Vergangenheit hat einige Beispiele gezeigt, bei denen die Einbindung von Trackingtools zu erheblichem Medienaufsehen und schlechter Presse geführt hat. Das zerstört wichtiges Vertrauen in das eigene Produkt aber auch in eine ganze Branche. Mit der DiGAV sind das zudem nicht mehr nur möglicherweise zweifelhafte Praktiken, sondern ausdrücklich rechtswidrige.

Verarbeitung im Ausland und Einbindung von externen Dienstleistern

Moderne Softwareprodukte benötigen häufig Serverstrukturen und Cloud Services, die nicht immer inhouse zur Verfügung stehen, sondern durch externe Dienstleister als Infrastructure as a Service (IaaS), Platform as a Service (PaaS) oder Software as a Service (SaaS) zur Verfügung gestellt werden. Die DiGAV schließt die Einbeziehung solcher Dienstleister nicht aus, verlangt aber eine Einbindung im Rahmen einer **Auftragsverarbeitung**. Insofern weicht die DiGAV nicht von der DS-GVO ab. Allerdings kennt die DS-GVO neben der alleinigen Verantwortlichkeit und der Auftragsverarbeitung auch die gemeinsame Verantwortlichkeit. Der Wortlaut des § 4 Absatz 3 DiGAV lässt darauf schließen, dass der Verordnungsgeber davon ausgeht, dass es nur den DiGA-Hersteller als alleinigen Verantwortlichen anerkennt, der ggf. Auftragsverarbeitende einbinden kann im Rahmen einer Auftragsverarbeitung nach Artikel 28 DS-GVO. Für beide gelten aber besondere Anforderungen in Bezug auf den Ort der Datenverarbeitungen.

Datentransfers in Drittstaaten und Privacy Shield

§ 4 Absatz 3 DiGAV beschränkt die Möglichkeit, **Daten ins Ausland** zu transferieren teilweise über das Maß der DS-GVO hinaus. Zwar können DiGA-Hersteller und deren Auftragsverarbeiter nach Artikel 28 DS-GVO auch außerhalb von Deutschland Daten verarbeiten, was insbesondere die Mitgliedsstaaten der EU umfasst. Außerdem können Daten in Vertragsstaaten des Abkommens über den Europäischen Wirtschaftsraum und die Schweiz verarbeitet werden. Darüber hinaus – also bei einem Transfer von Daten in Drittstaaten, setzt die DiGAV zwingend einen **Angemessenheitsbeschluss der EU-Kommission nach Artikel 45 DS-GVO** voraus. Zwar kennt die DS-GVO weitere Möglichkeiten, wie die Verwendung von Standardvertragsklauseln oder Binding Corporate Rules (vgl. Artikel 46, 47 DS-GVO). Ein Rückgriff auf diese ist nach dem Wortlaut der DiGAV aber nicht zulässig. Aus der Begründung zu § 4 Absatz 3 DiGAV ergibt sich eindeutig, dass die Artikel 46 und 47 DS-GVO keine Anwendung finden können.

Diese Regelung hat durch die Rechtsprechung des Europäischen Gerichtshofs (EuGH) vom 16.07.2020 zum **EU-U.S. Privacy Shield** (EuGH Urteil vom 16.07.2020, Rs. C-311/18 – Schrems II) besondere Bedeutung erlangt. Die

EU-Kommission hatte für die USA wegen Bedenken hinsichtlich des Datenschutzniveaus keinen Angemessenheitsbeschluss nach Artikel 45 DS-GVO gefasst. Bereits vor Inkrafttreten der DS-GVO gab es unter der bis dahin geltenden Datenschutz-Richtlinie (DS-RL) keinen solchen Beschluss, sondern lediglich das sogenannte „Safe Harbor"-Abkommen, das bereits 2015 vom EuGH kassiert wurde. In der Folge waren Datenübermittlungen in die USA zunächst weitgehend unzulässig; vielfach wurden Standardvertragsklauseln abgeschlossen, um Datentransfers zu legitimieren. Erst mit dem Folgeabkommen „EU-U.S. Privacy Shield", dem eine Selbstzertifizierung zugrunde liegt, hatte die EU-Kommission am 12.07.2016 einen Angemessenheitsbeschluss gefasst, der auf das Privacy Shield begrenzt war. Mit seinem jüngsten Urteil hat der EuGH diesen Beschluss zum Privacy Shield für ungültig erklärt, weil auch unter dem Privacy Shield insbesondere die sehr weitgehenden Zugriffsmöglichkeiten der amerikanischen Geheimdienste nicht ausreichend rechtlich ausgeschlossen werden können. Da der Beschluss mit sofortiger Wirkung aufgehoben wurde, gibt es **für die USA derzeit keinen Angemessenheitsbeschluss** der EU-Kommission mehr. Verarbeitungen von personenbezogenen Daten im Rahmen einer DiGA in den USA sind daher unzulässig, wenn man mit seiner DiGA in das Erstattungssystem nach § 33a SGB V möchte.

> **Sollen im Rahmen einer DiGA personenbezogene Daten in einem Drittstaat verarbeitet werden, muss ein Angemessenheitsbeschluss nach Artikel 45 DS-GVO vorliegen. Insbesondere für die USA liegt ein solcher seit der Rechtsprechung des EuGH vom 16.07.2020 zum EU-U.S.-Privacy Shield nicht mehr vor! DiGA-Hersteller und deren Auftragsverarbeitende dürfen keine personenbezogenen Daten in den USA verarbeiten!**

Verpflichtung zur Verschwiegenheit

DiGA-Hersteller sind – anders als die meisten Leistungserbringer im SGB V – nicht einer berufsrechtlichen oder strafrechtlichen Schweigepflicht unterworfen. Wie bereits dargestellt, unterliegen sie auch nicht dem Sozialgeheimnis (s. Kap. 7.2.2, Abschnitt *Anwendbarkeit und Verhältnis zu anderweitigem Datenschutzrecht*). Da sie aber dennoch viele sensible Informationen über Versicherte erhalten, sieht § 4 Absatz 5 DiGAV eine Verpflichtung der MitarbeiterInnen des DiGA-Herstellers zur Verschwiegenheit vor. Mit dieser arbeitsrechtlich umzusetzenden Pflicht wird dieser Unterschied jedenfalls teilweise kompensiert und „Awareness" geschaffen.

Im Onboarding-Prozess für neue MitarbeiterInnen eines DiGA-Herstellers sollte sichergestellt werden, dass alle auf die Verschwiegenheit verpflichtet werden. Eine entsprechende Dokumentation über diese Belehrung sollte in der Personalakte vorgehalten werden. Verpflichtungen auf Verschwiegenheit bezüglich personenbezogener Daten der NutzerInnen können auch unmittelbar oder als Anhang zum Arbeitsvertrag implementiert werden. Bei BestandsmitarbeiterInnen sollte geprüft werden, ob eine Verpflichtung bereits erfolgt ist, sonst sollte dies nachgeholt und entsprechend dokumentiert werden.

Anforderungen an die Datensicherheit

Direkt in § 4 Absatz 1 DiGAV wird geregelt, dass DiGA den gesetzlichen Vorgaben an Datenschutz und Datensicherheit genügen müssen. Für den Datenschutz bedeutet das, dass die oben genannten Gesetze (DS-GVO, BDSG und SGB V) beachtet werden müssen. Der Begriff der Datensicherheit wird unterschiedlich genutzt und umfasst einerseits den technischen Datenschutz, also technische (und ggf. organisatorische) Maßnahmen im Sinne des Artikel 32 DS-GVO und des § 22 Absatz 2 BDSG zum Schutz von personenbezogenen Daten.

Darüber hinaus kann Datensicherheit aber auch als Teil der Informationssicherheit verstanden werden, also als Schutz informationstechnischer Systeme – unabhängig von dem Schutz personenbezogener Daten. Jedenfalls ergeben sich regelmäßig Schnittmengen beim technischen Datenschutz und der IT-Sicherheit. Der Verordnungsgeber dürfte hier beides meinen. Dafür spricht, dass die Begrifflichkeiten „Schutzstufen" und „Schutzbedarf" dem Bereich der IT-Sicherheit (vgl. BSI-Grundschutz) zuzuordnen sind und nicht dem Datenschutzrecht, das keine klar getrennten Schutzstufen kennt.

Anders als technische und organisatorische Maßnahmen ist IT-Sicherheit aber nur in seltenen Fällen gesetzlich vorgeschrieben (Beispiele finden sich etwa in § 8a IT-Sicherheitsgesetz für Kritische Infrastrukturen oder in § 75b SGB V für Vertrags[zahn]ärztInnen). Für DiGA-Hersteller gibt es keine verpflichtenden gesetzlichen Vorgaben zur Implementierung von IT-Sicherheitsmaßnahmen, die über die datenschutzrechtlichen Vorgaben hinausgehen.

Die DiGAV lässt die DiGA-Hersteller aber nicht mit diesen vagen Vorgaben zurück, sondern **konkretisiert viele Anforderungen in der Anlage 1 zur DiGAV**. Diese enthält einen Fragebogen, den DiGA-Hersteller als **Selbst-**

auskunft im Rahmen des Antragsverfahrens zur Aufnahme in das DiGA-VZ beim BfArM vorlegen müssen. Der Fragebogen enthält 40 Fragen zu datenschutzrechtlichen Aspekten sowie 46 Fragen zu Aspekten der Datensicherheit. Obgleich die Anforderungen sicher nicht zu unterschätzen sind, sollte man sich nicht abschrecken lassen. Da die Liste vorab bekannt ist, kann sie **bereits bei der Entwicklung der DiGA als Checkliste** herangezogen werden. Die Vorgaben sind größtenteils sehr konkret. Diese konkreten Formulierungen führen auch zu – von Herstellerseite sicherlich zu befürwortender – Rechtssicherheit bei der Frage, welche Anforderungen für einen erfolgreichen Antragsprozess erfüllt sein müssen.

Die DiGAV verlässt den Bereich der vollständig technikneutralen Formulierung von rechtlichen Vorgaben an dieser Stelle zugunsten einer konkreten, handhabbaren Kriterienliste und setzt sich dem Risiko aus, dass in der Liste geforderte Maßnahmen eines Tages nicht mehr dem Stand der Technik entsprechen, der in § 4 Absatz 1 DiGAV gefordert wird. Die Liste sollte vor diesem Hintergrund daher auch in Sachen Rechtssicherheit nicht überinterpretiert werden. Richtig ist, dass die Erfüllung der Kriterien in der Liste jedenfalls ausreicht, um den Anforderungen an Datenschutz und Datensicherheit im Prüfverfahren beim BfArM zur Aufnahme in das DiGA-VZ zu genügen. Als Nachweis für die Implementierung eines Informationssicherheitsmanagementsystems (ISMS), z. B. gemäß ISO 27000-Reihe oder BSI-Standard 200-2, kann das BfArM für Produkte, die einen Antrag zur Aufnahme in das DiGA-VZ ab dem 01.01.2022 stellen, Zertifikate verlangen. Auch hier gilt, dass eine frühzeitige Implementierung gegenüber einer nachträglichen Umstellung auf ein solches ISMS zu bevorzugen ist.

Die Einhaltung der **Anlage 1** garantiert aber nicht, dass die **Anforderungen an Datenschutz und Datensicherheit auch immer dem Stand der Technik** entsprechen. Eine Datenschutzaufsichtsbehörde oder ein Gericht wäre wohl nicht an die Vorgaben der Anlage 1 gebunden, sondern würde entsprechend des Verweises aus § 4 Absatz 1 DiGAV die gesetzlichen Anforderungen aus Artikel 32 DS-GVO und § 22 Absatz 2 BDSG als Maßstab heranziehen. Dabei sind zusätzliche Anforderungen nicht gänzlich ausgeschlossen.

Der Kriterienkatalog ist übrigens nicht sklavisch zu erfüllen. Erweisen sich die Vorgaben der Anlage 1 im Hinblick auf die Eigenschaften der digitalen Gesundheitsanwendung als ungeeignet, kann man gemäß § 4 Absatz 6 DiGAV im Einzelfall von den Vorgaben der Anlage 1 abweichen, wenn die gesetzlichen Vorgaben des Datenschutzes und die Anforderungen an die Datensicherheit nach dem Stand der Technik durch eine abweichende Umsetzung gleichermaßen umgesetzt werden, was entsprechend begründet werden muss.

Anlage 1 der DiGAV kann als Checkliste vor der Antragstellung zur Aufnahme in das DiGA-VZ beim BfArM genutzt werden. Am besten werden die Kriterien bereits zu Beginn der Entwicklung der DiGA berücksichtigt. Sollten Kriterien der Liste für die spezifische DiGA ungeeignet sein, kann von ihnen in begründeten Einzelfällen abgewichen werden. In dem Fall bietet sich ein Beratungstermin beim BfArM an. Ansonsten könnte es ein böses Erwachen geben, wenn das BfArM den Antrag auf Aufnahme zwar als vollständig anerkennt, jedoch der Auffassung ist, dass ein Abweichen von der Anlage 1 im konkreten Einzelfall nicht statthaft ist. Das BfArM müsste dann den Antrag ablehnen.[27]

Bedeutung der Technischen Richtlinie TR-03161 des BSI

Manch einer ist bei der Suche nach IT-Sicherheitsvorgaben für DiGA vielleicht schon über die Technische Richtlinie TR-03161[28] des BSI gestolpert. Sie beschreibt Sicherheitsanforderungen an digitale Gesundheitsanwendungen, nimmt ausdrücklich Bezug auf § 33 SGB V und wurde von einer Bundesoberbehörde erstellt. Wie verhält sich die TR-03161 nun zu den Anforderungen nach § 4 DiGAV und der Anlage 1 zur DiGAV?

Zunächst ist festzuhalten, dass Technische Richtlinien des BSI **keine rechtliche Verbindlichkeit** aufweisen, sofern diese nicht gesetzlich begründet wurde. Eine solche gesetzliche Regelung gibt es für die TR-03161 nicht. Richtlinien des BSI werden in der juristischen Praxis allerdings regelmäßig bei der Auslegung von gesetzlichen Vorgaben herangezogen, um den aktuellen **Stand der Technik** in der Informationssicherheit zu bestimmen.

Derzeit liegt die TR-03161 nur in einer Beta-Version „Trial Use" vom 15.04.2020 vor. Die DiGAV, die vor der Veröffentlichung der TR-03161 verabschiedet wurde, nimmt diese nicht in Bezug. Denkbar ist aber, dass die TR-03161 insbesondere in solchen Fällen Bedeutung erlangt, in denen DiGA-Hersteller **von der Anlage 1 zur DiGAV abweichen** möchten. In diesen Fällen sollten zunächst die Vorgaben der TR-03161 herangezogen werden.

---

27 Anders als bei nicht nachgewiesenen positiven Versorgungseffekten dürfte jedoch keine Sperrfrist von einem Jahr vor erneuter Antragstellung (§ 139e Absatz 4 Satz 9 SGB V) gelten; vgl. auch Kircher 2020).

28 BSI, Sicherheitsanforderungen an digitale Gesundheitsanwendungen. Technische Richtlinie BSI TR-03161 vom 15.04.2020 (Trial Use). URL: https://www.bsi.bund.de/DE/Publikationen/ TechnischeRichtlinien/tr03161/tr03161_node.html (abgerufen am 27.07.2020)

Die TR-03161 kann hilfreich sein, um Sicherheitsanforderungen nach dem Stand der Technik zu implementieren. Für die Aufnahme in das DiGA-VZ ist aber zunächst nur die Anlage 1 zur DiGAV maßgeblich. Sollte man von dieser abweichen wollen, bietet sich eine Orientierung an der TR-03161 an.

Zusammenfassung: Datenschutz-Must-Haves

Das waren jetzt viele und teilweise recht spezifische Informationen. Und dabei wurden eine ganze Menge datenschutzrechtliche Fragen ausgeklammert, weil sie nicht nur speziell für DiGA-Hersteller relevant sind, sondern zu den allgemeinen Anforderungen an Unternehmen zählen. GeschäftsführerInnen müssen sicherlich nicht alle rechtlichen und technischen Details persönlich durchdringen. Aber sie müssen die Rahmenbedingungen schaffen, damit die MitarbeiterInnen ggf. zusammen mit der Datenschutzbeauftragten datenschutzkonform arbeiten und bereits beim Produktdesign die Grundsätze von Privacy by Design and Default umsetzen können. Datenschutzrecht ist für DiGA nicht erst im Nachhinein relevant, wenn aus möglichen Datenschutzverstößen finanzielle Risiken in Form von Bußgeldern oder Schadenersatzforderungen drohen. Die Berücksichtigung von datenschutzrechtlichen Vorgaben und die Implementierung von angemessenen Datensicherheitsmaßnahmen sind bereits im Antragsverfahren beim BfArM Voraussetzung für die Aufnahme in das DiGA-VZ und damit **Voraussetzung für eine Erstattungsfähigkeit** in der Regelversorgung der GKV. Oder anders formuliert: Privacy sells! Ohne Datenschutz gibt es kein Geld. Da kann der medizinische Nutzen der DiGA noch so hoch sein.

Die wichtigsten – auch allgemeinen – To Dos finden sich in der folgenden Checkliste (kein Anspruch auf Vollständigkeit):

- Verzeichnis der Verarbeitungstätigkeiten erstellt
- Datenschutz-Folgenabschätzung erstellt
- Anforderungen nach Anlage 1 zur DiGAV an Datenschutz und Datensicherheit geprüft und implementiert
- Abweichungen von Anlage 1 kompensiert und begründet
- ggf. weitere technische und organisatorische Maßnahmen implementiert
- bei weiterhin hohem Restrisiko nach DSFA die zuständige Aufsichtsbehörde konsultiert

- Tracking-Tools entfernt (auch fremde SDKs und verwendete Open-Source-Komponenten prüfen!)
- Einwilligungserklärungen nach § 4 Absatz 2 DiGAV formuliert
- Drittstaatentransfers auf Staaten mit Angemessenheitsbeschluss der EU beschränkt
- Verträge nach Artikel 28 DS-GVO mit möglichen Auftragsverarbeitenden geschlossen
- Datenschutzbeauftragten benannt und der zuständigen Aufsichtsbehörde gemeldet
- Datenschutzmanagement-System erarbeitet und eingerichtet
- Datenschutzerklärung für die DiGA verfasst
- Konzepte zur Verwirklichung von Betroffenenrechten umgesetzt (z. B. Umgang mit Auskunftsverlangen, Löschkonzept, Datenportabilität)
- Konzepte zum Umgang mit Datenschutzverstößen realisiert (Meldung bei Aufsichtsbehörde und Benachrichtigung der betroffenen Person)

7.2.3 Qualität und Interoperabilität

Die Anforderungen an die Qualität der DiGA ergeben sich aus §§ 5–7 DiGAV. Dort finden sich Anforderungen an

- die Interoperabilität (§ 5 Absatz 1 und § 6),
- die Robustheit (§ 5 Absatz 2),
- den Verbraucherschutz (§ 5 Absatz 3 und 4),
- die Nutzerfreundlichkeit und Barrierefreiheit (§ 5 Absatz 5 und 6),
- die Unterstützung gegebenenfalls eingebundener Leistungserbringer (§ 5 Absatz 7),
- die Qualität der medizinischen Inhalte (§ 5 Absatz 8) sowie
- die Patientensicherheit (§ 5 Absatz 9).

Die genannten Anforderungen werden im Wege einer Selbstauskunft nach **Anlage 2 DiGAV** vom BfArM geprüft. Die Anlage ist, wie auch die Anlage 1, die die Anforderungen an Datenschutz und Datensicherheit abfragt, als Fragenkatalog konzipiert. Aus den Anforderungen werden insgesamt 15 Fragen und daraus wiederum insgesamt 38 Teilfragen abgeleitet, deren positive Beantwortung die Einhaltung der Anforderungen bestätigt. Grundsätzlich ist also vorgesehen, dass alle vom Fragebogen umfassten und im Antragsportal des BfArM abgefragten Fragen mit „Zutreffend" beantwortet werden. Abweichungen sind stets mit einer Begründung zu versehen. Gemäß § 5 Absatz 10 Satz 2 und 3 ist ein Abweichen im Einzelfall von den in der Anlage gemachten Vorgaben dann zulässig, wenn

1. die Vorgaben in Hinblick auf die Eigenschaften der DiGA ungeeignet sind und
2. die jeweilige Anforderung durch eine abweichende Umsetzung gleichermaßen erreicht wird.

Die DiGAV gibt für Fragen, bei denen ein Abweichen möglich ist, jeweils zulässige Begründungen an, die zwar im Lichte des § 5 Absatz 10 DiGAV nicht als einzig zulässige Begründungen anzusehen sind, die aber einen Anhaltspunkt für die hohen Anforderungen für abweichende Antworten auf die Fragen geben: Die gegebenen Begründungen basieren sämtlich auf dem Umstand, dass die fragliche Vorgabe eine Eigenschaft betrifft, die in der DiGA gar nicht vorliegt (etwa Vorgaben zur Unterstützung eingebundener Leistungserbringer, von denen abgewichen werden kann, wenn die DiGA keine Leistungserbringer einbindet). Inwiefern die Erreichung der Anforderungen durch andere, adäquate Umsetzung also tatsächlich als Begründung herangezogen werden kann, bleibt in der DiGAV unklar. Das Antragsformular des BfArM sieht hier jedenfalls jeweils ein Freitextfeld für die Begründung vor, die Ausfüllhilfe weist zudem darauf hin, dass im Falle eines Abweichens dringend vor Antragstellung eine Beratung durch das BfArM in Anspruch genommen werden solle. Insofern sieht das BfArM hier auch die Möglichkeit anderer zulässiger Begründungen, als die in der DiGAV genannten.

Auf die einzelnen Anforderungen soll an dieser Stelle nicht weiter eingegangen werden, sie sind durch DiGAV, Leitfaden und Ausfüllhilfe des BfArM hinreichend operationalisiert. Die Berücksichtigung der hier gemachten Ausführungen zur Interoperabilität (s. Kap. 6.4 *Interoperabilität und Datenformate – Das Miteinander von Menschen und Systemen*) schon bei der Konzeption und Entwicklung der DiGA bereitet jedenfalls auf die Anforderungen zu diesem Thema gut vor. Weitere Ausführungen zu den ohnehin einzuhaltenden Regelungen zur Werbung für und in DiGA finden sich weiter unten (s. Kap. 9 *Kauf meine DiGA, denn sie ist sehr gut! Marketing von digitalen Medizinprodukten*).

7.3 Positive Versorgungseffekte

Im Zentrum des deutschen gesetzlichen Gesundheitssystems stehen die gesetzlichen Krankenversicherungen. Aufgrund der für jeden Bürger bestehenden Versicherungspflicht, finanzieren sie sich über Versichertenbeiträge, deren Höhe gesetzlich vorgeschrieben ist. Für ein derartiges über Zwangsbeiträge kollektiv finanziertes System, ist die Frage nach den Leistungen, die zulasten der Krankenkassen erbracht werden dürfen, von überragender Bedeutung. Das SGB V sieht daher in verschiedenen Normen vor, dass Leistungen bestimmten Standards entsprechen müssen: § 2 Absatz 1 SGB V verpflichtet die Krankenkassen zur Beachtung des **Wirtschaftlichkeitsgebots** nach § 12 SGB V. Gleichzeitig fordert das Gesetz, dass Leistungen in ihrer Qualität und Wirksamkeit dem allgemein anerkannten Stand der medizinischen Erkenntnisse zu entsprechen und den medizinischen Fortschritt zu berücksichtigen haben.[29]

Kern des Wirtschaftlichkeitsgebots nach § 12 sind vier Einzelkriterien: Leistungen müssen **ausreichend, zweckmäßig** und **wirtschaftlich** sein und dürfen das **Maß des Notwendigen** nicht überschreiten, wobei die Abgrenzung der Kriterien schwierig sein kann (Roters 2020). Dies gilt für alle Arten von Leistungen, also Krankenbehandlungen von VertragsärztInnen oder Krankenhäusern ebenso wie für Heilmittel, Hilfsmittel, Arzneimittel und nun eben auch DiGA. Vitaler Bestandteil des Wirtschaftlichkeitsgebots ist die Forderung nach einem nachgewiesenen Nutzen der erbrachten Leistungen. Dieser ist in der Regel, z. B. bei Arzneimitteln und ärztlichen Untersuchungs- und Behandlungsmethoden ein medizinischer Nutzen, der standardmäßig nach den Grundsätzen der evidenzbasierten Medizin nachzuweisen ist.[30] Für den DiGA-Fast-Track gibt es hier eine Sonderregel. So normiert § 139e Absatz 2 Satz 2 Nummer 3, dass DiGA-Hersteller für die Aufnahme in das DiGA-Verzeichnis gegenüber dem BfArM nachzuweisen haben, dass die DiGA **positive Versorgungseffekte** aufweist. Zwar ordnet das Gesetz auch hier die **Berücksichtigung der Grundsätze der evidenzbasierten Medizin** an (§ 139e Absatz 9 Satz 2 SGB V), dennoch eröffnet die gewählte Formulierung auch andere Möglichkeiten des Nutzennachweises.

---

29 Ausgenommen sind hiervon Leistungen „der besonderen Therapierichtungen" (Homöopathie, anthroposophische Medizin und andere), bei denen allein eine „Binnenanerkennung" des Nutzens innerhalb der Therapierichtung. Vgl. BSG Urteil vom 16.9.1997 – 1 RK 28/95, NZS 1998, 331 (337). Ein Nachweis, der wissenschaftlichen Anforderungen genügt, ist mithin bei diesen Therapierichtungen nicht erforderlich (und in der Regel auch nicht möglich).

30 Siehe z. B. § 35a Absatz 1 Satz 8 Nummer 2 für die Nutzenbewertung von Arzneimitteln und grundsätzlich für alle G-BA-Verfahren in der Verfahrensordnung des G-BA (VerfO) z. B. 1. Kapitel § 5 Absatz 2 VerfO.

7.3.1 Positive Versorgungseffekte

Was also sind positive Versorgungseffekte und wie sind diese nachzuweisen? Die Begrifflichkeit der positiven Versorgungseffekte wurde mit dem DVG neu im SGB V eingeführt und umfasst ausweislich § 139e Absatz 2 Satz 3 zum einen den – dem SGB V bekannten – **„medizinischen Nutzen"**, zum anderen **„patientenrelevante Struktur- und Verfahrensverbesserungen"**.

Was sich genau hinter diesen beiden Begriffen verbirgt, kann § 8 DiGAV entnommen werden (s. Abb. 14).

Der **medizinische Nutzen** umfasst gemäß § 8 Absatz 2 DiGAV patientenrelevante Effekte, insbesondere hinsichtlich

    a. der Verbesserung des Gesundheitszustands,
    b. der Verkürzung der Krankheitsdauer,
    c. der Verlängerung des Überlebens oder
    d. einer Verbesserung der Lebensqualität.

Dies entspricht weitestgehend dem „Viergestirn" der üblicherweise in den Blick genommenen Kategorien patientenrelevanter Endpunkte: „patientenbezogene Mortalität" (Kategorie c nach oben genanntem DiGAV-Schema), „Morbidität" (Kategorien a und b), „Verbesserung der gesundheitsbezogenen Lebensqualität" (Kategorie d) und „Nebenwirkungen".[31] Insofern die DiGAV hier **keinen abschließenden Katalog** enthält („insbesondere" verdeutlicht dies), kommen daneben auch andere Kategorien in Betracht, etwa die – wohl wegen ihrer geringeren praktischen Bedeutung für DiGA – nicht explizit genannten (geringeren) Nebenwirkungen.

Interessanter, weil bislang dem Gesetz unbekannt, sind **die patientenrelevanten Struktur- und Verfahrensverbesserungen**. Auch wenn die Gesetzesbegründung des Kabinettsentwurfs zum DVG keine weitere Erklärung liefert, wieso für DiGA die neue „Nutzenkategorie" eingeführt wird, liegt doch nahe, dass „digitale Helfer" bereits durch ihre Verfügbarkeit auf Standardendgeräten, die den meisten Versicherten ohnehin zur Verfügung stehen (Smartphone, PC), besonders geeignet sind, Strukturen und Verfahren der Gesundheitsversorgung im Sinne der PatientInnen zu verbessern. Immerhin findet sich in der Gesetzesbegründung ein Hinweis auf die von der Bundesregierung angedachten Effekte, nämlich

---

31 Siehe zu den vier Standardkategorien und welche konkreten Endpunkte zur Messung geeignet sind, die instruktive Website des IQWiG. URL: https://www.iqwig.de/de/presse/mediathek/infografik-patientenrelevante-endpunkte.8885.html (abgerufen am 27.08.2020)

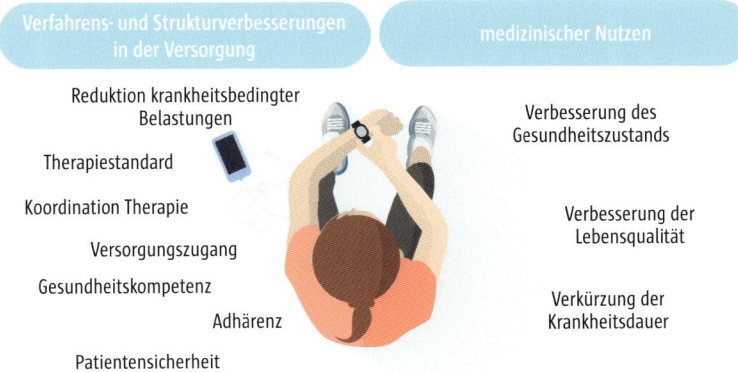

Verfahrens- und Strukturverbesserungen in der Versorgung

Reduktion krankheitsbedingter Belastungen

Therapiestandard

Koordination Therapie

Versorgungszugang

Gesundheitskompetenz

Adhärenz

Patientensicherheit

medizinischer Nutzen

Verbesserung des Gesundheitszustands

Verbesserung der Lebensqualität

Verkürzung der Krankheitsdauer

Abb. 14 Beispiele positiver Versorgungseffekte nach § 8 DiGAV

„[…] beispielsweise eine sachgerechte Inanspruchnahme ärztlicher und anderer Leistungserbringer, eine bessere Koordinierung der Versorgungsabläufe, die Förderung der Patienteninformation und Patientensouveränität, die Bewältigung krankheitsbedingter praktischer Schwierigkeiten und ähnliches […]“.

Weiter wird dies durch den folgenden – ebenfalls nicht abschließenden – Katalog in § 8 Absatz 3 DiGAV konkretisiert:

1. Koordination der Behandlungsabläufe,
2. Ausrichtung der Behandlung an Leitlinien und anerkannten Standards,
3. Adhärenz,
4. Erleichterung des Zugangs zur Versorgung,
5. Patientensicherheit,
6. Gesundheitskompetenz,
7. Patientensouveränität,
8. Bewältigung krankheitsbedingter Schwierigkeiten im Alltag oder
9. Reduzierung der therapiebedingten Aufwände und Belastungen der PatientInnen und ihrer Angehörigen.

Für diese Effekte haben weder das SGB V noch einschlägige Leitlinien noch die etablierten Institutionen weitere Konkretisierungen parat. Insofern hat der Gesetzgeber mit dem DiGA-Fast-Track absichtlich **Neuland** betreten, um neben den bekannten Methoden auch die Exploration neuer Ansätze zu ermöglichen, die den Möglichkeiten und Anforderungen digitaler Anwendungen eher entsprechen. Im Mittelpunkt der geforderten **patientenrelevanten** Struktur- und Verfahrensverbesserungen stehen stets die

PatientInnen. Dies grenzt die positiven Versorgungseffekte auch ab von solchen Effekten der Verbesserung von Verfahren und Strukturen zugunsten der Leistungserbringer oder auch zugunsten des Gesamtsystems, die jedenfalls auf den ersten Blick unter dem Gesichtspunkt der Patientenzentrierung gemäß § 33a Absatz 1 SGB V noch in Betracht gezogen werden könnten (s. Kap. 7.1.3 *Zielgruppe: PatientInnen*). Weitere Erläuterungen zu den patientenrelevanten Struktur- und Verfahrensverbesserungen finden sich im DiGA-Leitfaden des BfArM.[32] Aus den in der DiGAV gewählten Begriffen und den Erläuterungen des Leitfadens ergibt sich ein Spielraum für praktische Erwägungen, der zwar einerseits Unsicherheiten hervorrufen mag, andererseits aber auch das Potenzial bietet, mit einer DiGA Versorgungsprobleme zu adressieren, die bislang im GKV-System ungelöst blieben. Ob solche Versorgungsprobleme tatsächlich bestehen, kann am besten mittels gezielter Einbindung von PatientInnen geklärt werden. Auch gilt zu bedenken, dass eine DiGA, die vornehmlich Struktur- und Verfahrensverbesserungen erzielt, z. B. die Adhärenz steigert oder den Zugang zur Versorgung erleichtert, mittelbar auch medizinischen Nutzen entfalten kann.

Voraussetzung für die Beanspruchung einer patientenrelevanten Verfahrens- und Strukturverbesserung einer DiGA ist, dass überhaupt ein Verbesserungspotenzial besteht. In wenig komplexen Behandlungsabläufen bei Bagatellerkrankungen (z. B. grippaler Infekt), wird es selbst mit sehr guter Evidenz schwerfallen, eine verbesserte Koordination von Behandlungsabläufen oder die leitliniengerechtere Behandlung dank der DiGA nachzuweisen. Nur mit der Einbindung von Leistungserbringer- und PatientInnenexpertise (s. Kap. 6.1 *Einbindung von Versorgungsexpertise – Fragen Sie einen Arzt oder …* und 6.2 *Einbindung der PatientInnenexpertise*) können tatsächliche Verbesserungspotenziale als solche identifiziert werden.

Darüber hinaus lassen sich hier auch Erwägungen aus anderen Bereichen heranziehen, um mögliche patientenrelevante Struktur- und Verfahrensverbesserungen zu identifizieren und zu definieren. Insbesondere kommen hier die nationalen Versorgungsleitlinien[33] und die zugehörigen

---

32 DiGA-Leitfaden, Kapitel 4.1.2, wortgleich aus der Begründung zu § 8 Absatz 3 des Referentenentwurfs DiGAV entnommen.

33 Die Nationalen Versorgungsleitlinien (NVL) sind initiiert von BÄK, KBV und AWMF und werden vom ÄZQ erarbeitet. URL: https://www.leitlinien.de/nvl/ (abgerufen am 27.08.2020)

Patientenleitlinien[34] für chronische Krankheiten in Betracht, die zum Teil sehr konkrete Vorschläge oder sogar Vorgaben z. B. zur Adhärenzsteigerung, zu Versorgungskoordination, zur Patientensouveränität (Stichwort „Gemeinsame Entscheidungsfindung") und Gesundheitskompetenz machen. Auch in einschlägigen Leitlinien der medizinischen Fachgesellschaften oder in der Richtlinie des G-BA zu strukturierten Behandlungsprogrammen[35] nach § 137f SGB V (DMP-Anforderungen-Richtlinie/DMP-A-RL, G-BA 2020) finden sich Hinweise auf notwendige Struktur- und Prozessmaßnahmen im Sinne effektiver Behandlungen, die sich für die Definition von patientenrelevanten Struktur- und Verfahrensverbesserungen eignen.

Aber zunächst soll einmal ganz konkret dargestellt werden, welche DiGA sich hinter den neun genannten Effekten verbergen könnten – wobei die Beispiele Ausdruck der Kreativität des AutorInnen-Teams sind und nicht auf bestehende Lösungen referenzieren:

1. **Koordination der Behandlungsabläufe:** „Lotsen"-DiGA, die an Diabetes mellitus Typ 1 erkrankten Jugendlichen durch interaktive und spielerische Beratung bei der Transition in die Erwachsenenmedizin hilft.
2. **Ausrichtung der Behandlung an Leitlinien und anerkannten Standards:** DiGA, die in laienverständlicher Sprache leitliniengerechte Therapiealternativen für die spezifisch zuvor erhobene Situation der spezifischen PatientInnen aufzeigt.
3. **Adhärenz:** DiGA, die ein Bewegungstagebuch führt und über ein Punktesystem in spielerischer Weise angeleitete Bewegungsanreize für PatientInnen mit chronischem Rückenschmerz setzt.
4. **Erleichterung des Zugangs zur Versorgung:** DiGA, die die Diagnose von stigmatisierenden Erkrankungen ermöglicht, die in der Versorgungspraxis aus sozialen Gründen und Angst vor dem Arztbesuch häufig nicht diagnostiziert werden.
5. **Patientensicherheit:** DiGA, die mittels Sensorik die korrekte Ausführung physiotherapeutischer Übungen überprüft und ggf. vor physiologischer Überlastung warnt.
6. **Gesundheitskompetenz:** DiGA, die DiabetikerInnen über den Einfluss verschiedener Nahrungsmittel auf den Insulinspiegel informiert und eine Ernährungstagebuchfunktion beinhaltet.

---

34   Die vom ÄZQ erstellten Patientenleitlinien basieren auf den NVL und bereiten deren Inhalte in patientInnengerechter Sprache auf. URL: https://www.patienten-information.de/ (abgerufen am 27.08.2020)
35   Landläufig als Disease-Management-Programme – DMP bezeichnet.

7. **Patientensouveränität:** DiGA, die Therapiealternativen bei Herzinsuffizienz mit individuellen Vor- und Nachteilen aufzeigt, und damit Shared Decision Making unterstützt.

8. **Bewältigung krankheitsbedingter Schwierigkeiten im Alltag:** DiGA, die PatientInnen mit krankheitsbedingt eingeschränkter Handmotorik die Steuerung krankheitsbedingt notwendiger Technik per Sprachbefehl ermöglicht.

9. **Reduzierung der therapiebedingten Aufwände und Belastungen der PatientInnen und ihrer Angehörigen:** DiGA, die logopädische Übungen für die Heimanwendung beinhaltet und damit die zeitliche, organisatorische und finanzielle Belastung durch Vor-Ort-Termine reduziert.

Der mit der DiGA verfolgte positive Versorgungseffekt, egal ob nun medizinischer Nutzen oder patientenrelevante Struktur- und Verfahrensverbesserung, ist im Antrag hinreichend konkret anzugeben (s. Kap. 7.4 *Antrag zur Aufnahme in das DiGA-Verzeichnis*).

Für den nächsten Schritt, die Auswahl des optimalen **Studientyps und -designs**, ist die Wahl der jeweiligen konkret relevanten **Endpunkte** entscheidend. Endpunkte sind spezifische, messbare Parameter, mittels derer ein Effekt gemessen werden kann. Während ein Endpunkt der Kategorie Mortalität relativ eindeutig ist,[36] sind für andere Kategorien viele verschiedene Endpunkte denkbar. Diese können auch sogenannte Surrogatendpunkte sein, die nur mittelbar mit dem eigentlich intendierten Effekt in Zusammenhang stehen. So wird z. B. bei Studien für Arzneimittel zur Verhinderung von Herzinfarkten der Blutdruck als Surrogatparameter für das Herzinfarktrisiko genutzt: Der eigentlich patientenrelevante Endpunkt ist das Herzinfarktrisiko, der Blutdruck an sich ist den PatientInnen grundsätzlich gar nicht wichtig. Ein erhöhter Blutdruck ist aber bedeutend mit einem erhöhten Herzinfarktrisiko korreliert und eignet sich somit als Surrogat.

Surrogatendpunkte haben zwar den Vorteil der besseren Messbarkeit, führen bisweilen aber auch in die Irre, weil der gemessene Endpunkt mit dem patientenrelevanten Endpunkt nicht in dem vermuteten engen Zusammenhang steht.[37] Während es für den medizinischen Nutzen eine große

---

36 Man bedenke aber, dass auch hier verschiedene Endpunkte in Betracht kommen, etwa Sterblichkeit innerhalb verschiedener Zeiträume.

37 Vielzitiertes Beispiel ist die Studie CAST (Cardiac Arrhythmia Suppression Trial), in der der Einfluss von Antiarrhythmika auf die Mortalität von PatientInnen mit Herzrhythmusstörungen untersucht wurde. Obwohl die Arzneimittel nachweislich den Herzrythmus der PatientInnen – dieser war als Surrogatparameter im Rahmen von Studien genutzt worden – stabilisierten, hatten diese insgesamt ein höheres Sterblichkeitsrisiko als PatientInnen, die keine Antiarrhythmika bekamen.

Zahl an validierten Endpunkten gibt, werden diese für die patientenrelevanten Struktur- und Verfahrensverbesserungen zum Teil noch erarbeitet und validiert werden müssen. Dies eröffnet aber auch die Chance, sich ohne „Altlasten" diesem neuen Forschungsfeld widmen und explorativ vorgehen zu können.

7.3.2 Und wie werden solche Effekte nachgewiesen?

Die Effekte sind dem BfArM gegenüber nachzuweisen. Dies geschieht über Studien, die gewissen Anforderungen unterliegen. Aus § 10 und § 11 DiGAV lassen sich die folgenden Vorgaben für Studien entnehmen:

- Grundsätzlich sind quantitative vergleichenden Studien vorzulegen.
- Als Standard sieht die DiGAV retrospektive vergleichende Studien vor.
- Es sind aber auch prospektive vergleichende Studien erlaubt.
- Wenn keine für einen aussagekräftigen Vergleich geeigneten retrospektiven Daten vorliegen, sind zwingend prospektive vergleichende Studien vorzulegen.
- Der methodische Ansatz muss dem jeweilig nachzuweisenden Versorgungseffekt angemessen sein.
- Es sind sowohl klinische Studien als auch Studien anderer Disziplinen, etwa der Versorgungsforschung und der Sozialwissenschaften erlaubt.
- Die Studien sind in Deutschland durchzuführen; bei Durchführung im Ausland ist die Übertragbarkeit auf den deutschen Versorgungskontext zu belegen.
- Die Studien sind in anerkannten Registern zu registrieren, nach international anerkannten Standards zu dokumentieren und vollumfänglich zu veröffentlichen.

Um die Anforderungen besser zu verstehen, lohnt sich ein kurzer Exkurs in die – in § 139e Absatz 9, letzter Satz SGB V angesprochenen – **Grundsätze der evidenzbasierten Medizin.**

Der evidenzbasierten Medizin, ursprünglich entwickelt als Methode zur klinischen Entscheidungsfindung, liegt eine **Hierarchie von klinischer Evidenz** zugrunde, die verschiedene Evidenzformen ihrer Aussagekraft nach einordnet und damit nach „Evidenz-Bonität" sortiert (s. Abb. 15).[38]

---

38 Siehe zu der Hierarchie der Evidenz auch die entsprechenden Normen der Verfahrensordnung des G-BA, z. B. 2. Kapitel § 11 VerfO G-BA zur Klassifizierung von Evidenz im Rahmen der Methodenbewertung.

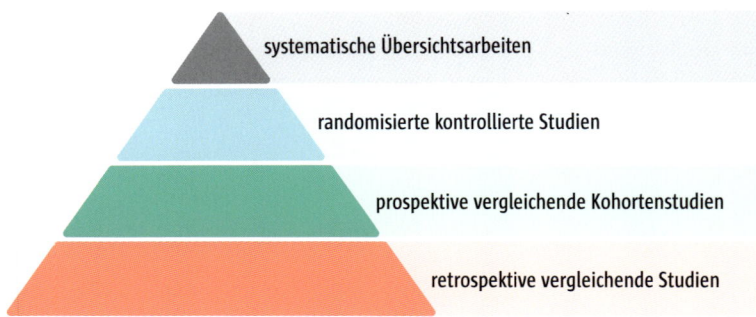

Abb. 15   Evidenzhierarchie nach evidenzbasierter Medizin (EbM); verkürzte Darstellung nach VerfO G-BA

Grundsätzlich sind Studien besser bewertet als Meinungen. Darüber hinaus besteht ein klares Ranking der verschiedenen Studientypen.

Dabei kann zunächst unterschieden werden zwischen **Interventionsstudien** einerseits und nicht interventionellen Studien, sogenannten **Beobachtungsstudien**, andererseits.

Interventionelle Studien sind Experimente, bei denen die zu untersuchende Intervention (z. B. Anwendung einer DiGA) bei einer Gruppe von PatientInnen (der Interventionsgruppe) geplant durchgeführt wird, während bei einer anderen Gruppe (der Kontrollgruppe) die Intervention geplant nicht durchgeführt wird. Dabei wird darauf geachtet, dass abgesehen von der Intervention bzw. Nichtintervention alle übrigen Bedingungen (z. B. sonstige therapeutische Maßnahmen, Lebensgewohnheiten und -umstände) in beiden Gruppen möglichst gleich sind. Zeigt sich in der Interventionsgruppe eine Veränderung (z. B. eine Verbesserung des Gesundheitszustandes), die in der Kontrollgruppe nicht auftritt, so ist diese jedenfalls mit großer Wahrscheinlichkeit auf die Intervention zurückzuführen. Interventionelle Studien sind also stets vergleichend und prospektiv. Zu den Interventionsstudien gehört die vielzitierte, vielgeforderte und wohl vielgefürchtete **randomisierte kontrollierte Studie** (Randomized Controlled Trial – RCT), der „Goldstandard" in der evidenzbasierten Medizin.

In **Beobachtungsstudien** wird keine geplante Intervention durchgeführt, sie werden daher auch nicht-interventionelle Studien genannt.[39] Patient-

---

39   Dies bedeutet nicht, dass hier nicht auch eine Intervention stattfindet, die im Rahmen der Studie beobachtet wird. Die Intervention ist aber eben keine geplante, für den Zweck der Studie durchgeführte.

Innen und deren Genesungs- oder Krankheitsverläufe (mit oder ohne Behandlung) werden „beobachtet" und daraus Schlüsse gezogen (Kessler 2015). Bei Beobachtungsstudien wird also grundsätzlich nicht die zu untersuchende Intervention nach einem vorab festgelegten Prüfplan angewendet. Sofern eine Behandlung von beobachteten PatientInnen stattfindet, folgt sie der gängigen therapeutischen Praxis. Anders als Interventionsstudien können Beobachtungsstudien sowohl vergleichend als auch nicht vergleichend durchgeführt werden; zudem können sie auch auf retrospektiven Daten basieren. Zu den bekanntesten nicht interventionellen Typen mit Kontrollgruppe gehören die **Kohortenstudie** und die **Fall-Kontroll-Studie**. Da die Ergebnisse von Beobachtungsstudien durch eine ganze Reihe von Verzerrungen (Bias) und Störfaktoren (Confounder) beeinflusst werden können, ist ihre interne Validität geringer als diejenige von Interventionsstudien. Ihre Evidenz ist jedenfalls in Bezug auf die Beantwortung der Frage nach dem klinischen Effekt einer konkreten Intervention grundsätzlich geringer als bei Interventionsstudien.[40] Durch Beobachtung lassen sich Korrelationen feststellen; ein kausaler Zusammenhang ist damit jedoch nicht nachweisbar. Beobachtungsstudien sind im Vergleich zu Interventionsstudien in der Regel allerdings schneller und kostengünstiger durchführbar.

Darüber hinaus können Beobachtungsstudien eine höhere externe Validität aufweisen als RCT. RCT betrachten den fraglichen Effekt einer Intervention im Rahmen des künstlich geschaffenen Studiensettings und dieses kann von der Behandlungsrealität durchaus abweichen. Sie messen damit zwar die **medizinische Wirksamkeit (Efficacy)**, haben jedoch eine unter Umständen geringe Aussagekraft bzgl. der **Alltagswirksamkeit (Effectiveness)**. Beobachtungsstudien, die ja gerade kein künstliches Studiensetting für die fragliche Intervention schaffen, haben zwar eine geringere interne Validität (und damit geringere Aussagekraft bzgl. der Efficacy), können demgegenüber aber einen besseren Einblick in die Wirksamkeit im Rahmen der tatsächlichen Gegebenheiten der Behandlungsrealität geben (Booth u. Tannock 2014). Die in Beobachtungsstudien genutzten Daten werden auch „**Echtweltdaten**" (**Real World Data** – RWD) genannt. Die daraus gewonnene Evidenz wird entsprechend als „**Real World Evidence**" (**RWE**) bezeichnet. Gerade bei DiGA, für die patientenrelevante Verfahrens- und Strukturverbesserungen in der Versorgungspraxis nachgewiesen werden sollen, kann mithin die Nutzung solcher RWE durchaus zielführender sein.

---

40 Siehe zu Einführung in die wichtigsten Studientypen z. B. die sehr instruktive Übersicht bei Amboss (2020), den zweiten Teil der „Evidenz-Serie" im Deutschen Ärzteblatt, (Röhrig et al. 2009) zu den Besonderheiten von Beobachtungsstudien auch (Held 2010).

Nun zu den Studienmerkmalen „vergleichend" und „retrospektiv":

Eine **vergleichende Studie** stellt einen Vergleich zwischen zwei betrachteten Gruppen an. Bei einer Interventionsstudie bekommt beispielsweise eine Gruppe die zu testende Diabetes-DiGA zusätzlich zur Standardtherapie (Interventionsgruppe), während die andere Gruppe nur die Standardtherapie (Kontrollgruppe) erhält. In einer Kohortenstudie werden z. B. diabetische PatientInnen, die an einer Schulung zu gesunder Lebensführung teilgenommen haben, mit PatientInnen, die nicht geschult wurden, verglichen. Ein solcher Vergleich zwischen zwei Gruppen lässt naheliegenderweise andere Schlüsse zu, als die Betrachtung nur einer Gruppe. Die Einteilung in solche Gruppen ist allerdings komplex und fehleranfällig, in dem genannten Beispiel der Interventionsstudie läge z. B. grundsätzlich ein *selection bias* nahe: Die große Mehrheit der jungen, gebildeten und digitalaffinen PatientInnen fände sich wohl in der Interventionsgruppe, weil sie vertraut mit digitalen Technologien sind und die DiGA intuitiver in ihren Alltag integrieren können. In der Kontrollgruppe hingegen fänden sich all jene, die ihre Erkrankung kaum verstehen und froh sind, wenn sie ihre tägliche Insulinspritze nicht vergessen. Eine positivere Entwicklung der Interventionsgruppe im Studienzeitraum wäre hier vermutlich sogar ohne Intervention zu messen. Um solchen Einflüssen vorzubeugen, wurde das Instrument der **randomisierten, also zufälligen, Gruppenzuteilung** entwickelt, das für eine zufällige, statistisch aber wahrscheinliche, gleichartige Gruppenzusammensetzung sorgt.

In diesem Kontext wird häufig auch von **„verblindeten" Studien** gesprochen. Im einfach verblindeten Studiendesign wissen die zufällig zugeteilten StudienteilnehmerInnen nicht, in welcher Gruppe sie sich befinden, ob sie also die Intervention bekommen oder nicht. In doppelt verblindeten Studien wissen auch die behandelnden ÄrztInnen nicht, welche TeilnehmerInnen sich in welcher Gruppe befinden. Dreifache Verblindung lässt sogar das wissenschaftliche Personal, das die Daten auswertet im Unklaren über die Gruppenzugehörigkeit. Obwohl die Verblindung bei randomisierten Studien grundsätzlich das Risiko von Verzerrungen weiter vermindert, ist nicht in allen Fällen eine Verblindung überhaupt möglich, denn sie erfordert zumindest den Einsatz eines Placebos in der Kontrollgruppe. Bei einigen Interventionen, etwa chirurgischen Eingriffen oder auch bei DiGA ist allerdings eine Scheinbehandlung aus ethischen oder praktischen Gründen nur schwer oder gar nicht durchführbar. Eine randomisierte Studie muss also nicht zwangsläufig auch verblindet sein.

Wird die Gruppenzuordnung nicht randomisiert, sondern „per Hand" vorgenommen, können die Gruppen durch sogenanntes **Matching** homogenisiert werden: Hier wird versucht, alle relevanten Störfaktoren zu identifizieren und gleichmäßig auf die Gruppen zu verteilen. Im Beispiel der

Diabetes-DiGA könnte etwa dafür gesorgt werden, dass die Verteilung des Body-Mass-Index der TeilnehmerInnen in beiden Gruppen gleichwertig ist. Matching-Verfahren sind in der Regel sehr aufwändig und selbst mit sorgfältig durchgeführten Verfahren wird selten ein Vergleichbarkeits-niveau der Gruppen zu erreichen sein, wie es mit Randomisierung erreicht wird.

Eine besondere Form des Vergleichs ist der in § 10 Absatz 1 DiGAV explizit erlaubte intraindividuelle Vergleich: Hier wird innerhalb nur einer Gruppe ein Vorher-Nachher-Vergleich durchgeführt. Es werden also z. b. krank-heitsbedingte Beschwerden vor und nach dem Einsatz einer zu untersu-chenden DiGA analysiert. Hier ist denknotwendigerweise keine Randomi-sierung und keine Verblindung möglich, das Verzerrungspotenzial ist mit-hin relativ hoch. Auch besteht die Gefahr der Vermengung von Zeiteffekten mit Therapieeffekten, sodass das Design grundsätzlich nur bei Erkrankun-gen infrage kommt, die über den betrachteten Zeitraum konstant bleiben. Eine besondere Form des intraindividuellen Vergleichs ist die Cross-Over-Studie, bei der intraindividuelle Vergleiche innerhalb zweier Gruppen an-gestellt werden, die nach einer behandlungsfreien Phase, sogenannten Wash-Out-Phase, ihre Gruppe wechseln.

Grundsätzlich stellt sich die Frage, welcher Vergleich zwischen welchen Gruppen anzustellen ist, um den Effekt nachzuweisen. Auch hier hilft § 10 DiGAV weiter: Maßgeblich ist nämlich nach Absatz 1 der Nachweis, dass die Anwendung der DiGA „besser ist als deren Nichtanwendung". Was die „Nichtanwendung" der DiGA ist, wird weiter konkretisiert in § 10 Absatz 4 DiGAV: Nichtbehandlung oder Behandlung ohne die spezifische DiGA, je nachdem, wie die **Versorgungsrealität** aussieht.

Es lohnt also, detailliert zu verstehen, wie in der Realität die spezifische Erkrankung behandelt wird, nicht bloß, welche Behandlung sich aus Leit-linien ergibt oder welche Behandlung typischerweise publiziert wird. Stellt man begründet fest, dass z. b. eine komplexe fachärztliche Behand-lung zwar in Leitlinien gefordert, bei der spezifischen DiGA-Zielgruppe „ländlicher Raum, höheres Alter" aber nur selten vorkommt – da die Ziel-gruppe kaum mobil ist und es im ländlichen Raum einen erheblichen Fachärztemangel in der betrachteten Indikation gibt – dann ist eben die unterkomplexe Behandlung die Versorgungsrealität, mit der der Einsatz der DiGA zu vergleichen ist.

Wenn der Hersteller meint, dass seine DiGA bessere Effekte als eine ähn-liche, zum Zeitpunkt der Antragstellung im BfArM-Verzeichnis aufgenom-mene DiGA erzielt, kann als Vergleich auch die Behandlung mit dieser bereits in der Versorgung genutzten DiGA angestellt werden.

Die DiGAV verlangt explizit keinen Zusatznutzen der DiGA gegenüber anderen DiGA. Ein Vergleich mit der Behandlung unter Nutzung bereits etablierter DiGA ist also nicht notwendigerweise zu ziehen – solange diese nicht bereits der Versorgungsrealität entspricht.

Nicht zuletzt stellt sich die Frage, was die – von der DiGAV zum Standard erhobene – **retrospektive Studie** auszeichnet. Der Unterschied zwischen **prospektiven und retrospektiven Studien** liegt in der Art der Datenerhebung. Prospektive Studien sollen zukünftige Entwicklungen erfassen und basieren daher auf geplanten, für die Beantwortung der konkreten Studienfrage erhobenen Daten. Retrospektive Studien hingegen betrachten vergangene Entwicklungen und basieren mithin auf ausnahmslos bereits entstandenen Daten. Letztere werden zur Beantwortung der konkreten Studienfrage im Nachhinein ausgewertet. Dies ist z. B. der Fall bei einer Analyse von Werten aus Fallakten oder anderen dokumentierten Routinedaten, also RWD.

Während interventionelle Studien zwangsweise auf prospektiver Datenerhebung basieren, kommt bei Beobachtungsstudien sowohl ein prospektives als auch ein retrospektives Design in Betracht. **Retrospektive Studien** haben grundsätzlich ein **höheres Verzerrungsrisiko** als **prospektive Studien** zumal die Qualität der Daten mangelhaft sein kann, z. B. weil die interessierenden Merkmale nicht, nur unzureichend oder auch fehlerhaft dokumentiert wurden.

Das konkret gewählte Studiendesign hängt natürlich von der konkreten Fragestellung ab, die mit der Studie beantwortet werden soll. Bei epidemiologischen Fragestellungen kann die Durchführung einer retrospektiven Beobachtungsstudie die einzige sinnvolle Option sein. Zudem sind Beobachtungsstudien häufig die Basis für die Entwicklung weiterer konkreter Forschungsfragen, die dann mithilfe interventioneller Studien beantwortet werden.

Verschiedene Studientypen und -designs haben jeweils unterschiedliche Stärken und Schwächen. Für den Nachweis eines Effekts einer Intervention sind nach den Maßstäben der evidenzbasierten Medizin interventionelle, vergleichende und prospektive Studien grundsätzlich besser geeignet als nicht interventionelle, nicht vergleichende und retrospektive Beobachtungsstudien.

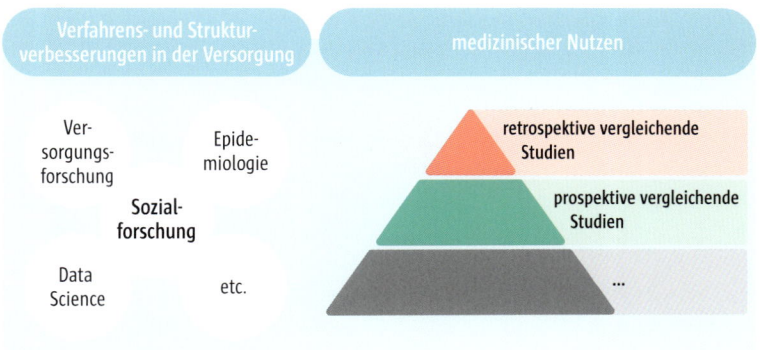

Abb. 16 Positive Versorgungseffekte – Studien/Disziplinen zum Nachweis nach § 10 DiGAV

In Anbetracht der gemachten Ausführungen muss festgestellt werden, dass die DiGAV die Vorgabe aus § 139e Absatz 9 SGB V letzter Satz nicht befolgt: Studientypen und -designs geringerer Evidenzklasse (retrospektive Beobachtungsstudien) werden zum Standard erhoben, höherklassige Typen und Designs (prospektive Beobachtungs- und Interventionsstudien) werden zur Ausnahme erklärt. Eine solche Umkehr der Grundsätze der evidenzbasierten Medizin stellt zwar auch eine „Berücksichtigung" dieser dar, ist aber vermutlich nicht im Sinne des Gesetzgebers gewesen. Dessen ungeachtet: Das System der evidenzbasierten Medizin und die daraus resultierende Fokussierung auf klinische Studien, insbesondere die RCT, als Grundlage der Nutzenbewertung ist vermutlich nicht der Weisheit letzter Schluss. Gerade in Anbetracht der Entwicklung individualisierter Medizin und auch der stärkeren Betrachtung von „nicht konventionellen" medizinischen Effekten, wie etwa Verfahrens- und Struktureffekten, stoßen klinische Studien im RCT-Design an ihre Grenzen. Es ist also dringend geboten, die Instrumente zur klugen und wissenschaftlich fundierten Nutzung von Real World Data weiterzuentwickeln.[41] Dank der stetig wachsenden Möglichkeiten der Datenerhebung und -auswertung (z. B. auch im Rahmen elektronischer Patientenakten und DiGA) können auch andere, gesichertere Erkenntnisse gewonnen werden, als das in überkommenen Beobachtungsstudien bislang der Fall war. Hierfür bietet der DiGA-Fast-Track hinreichend Grund, denn die Öffnung des erforderlichen Nutzennachweises für Studien nicht klinischer Disziplinen (s. Abb. 16) erfordert eine Weiterentwicklung der Paradigmen der evidenzbasierten Medizin.

---

41 Vor diesem Hintergrund hat die US-amerikanische Regulierungsbehörde „Food and Drug Administration" (FDA) im Frühjahr 2019 ihr Real World Evidence Program vorgestellt (FDA 2019).

Schließlich bleibt zu beachten: Sowohl interventionelle als auch nicht-interventionelle Studien können in ihrer Aussagekraft hinsichtlich der gewählten Fragestellung unterschiedlich sein. Eine RCT, die die falsche Kontrollgruppe in den Blick nimmt, kann mitunter weniger aussagekräftige Ergebnisse zeigen als eine gut strukturierte Kohortenstudie, die einen sinnvollen Vergleich anstellt. DiGA-Hersteller sollten aber auch bedenken, dass klinische Studien nicht immer zeit- und kostenintensiver sind als Beobachtungsstudien. Darüber hinaus wurden gerade in jüngster Zeit neue, agile klinische Studienmodelle entwickelt, die sich gerade für DiGA-Evaluationen eignen können. Dazu zählen Continuous Evaluation of Evolving Behavioral Intervention Technologies (CEEBIT), ebenso wie Sequential Multiple Assignment Randomized Trial (SMART) oder Multiphase Optimization Strategy (MOST). Diese Designs sind zwar nicht weniger aufwändig als „klassische" klinische Studien, werden aber dem adaptiven Charakter der DiGA-Entwicklung eher gerecht (Knöppler et al. 2018). Auch klinische Studien auf der Basis von Real World Data sind denkbar und sollten in Erwägung gezogen werden (Hemkens 2018).

Letztlich muss sich jeder Hersteller vor Auswahl eines konkreten Studiendesigns folgende Frage stellen: Soll der positive Versorgungseffekt hinreichend hochwertig nachgewiesen werden, um die Aufnahme der DiGA in das BfArM-Verzeichnis zu erreichen, oder sollen auch die Krankenkassen (Stichwort Preisverhandlungen), die verordnenden ÄrztInnen und schließlich auch die PatientInnen überzeugt werden, dass die DiGA „was taugt"?

Folgend noch einmal die **wichtigsten Fragen** deren Beantwortung zum Nachweis von positiven Versorgungseffekten unerlässlich ist:

- Stiftet die DiGA mutmaßlich einen medizinischen Nutzen oder patientenrelevante Verfahrens- und Strukturverbesserungen?
- Welche Endpunkte können für den Nachweis des positiven Effekts genutzt werden?
- Liegen gute und ausreichende Daten für eine vergleichende retrospektive Beobachtungsstudie vor?
- Besteht Potenzial für eine prospektive Beobachtungsstudie, etwa ausreichend PatientInnen, die bereits die DiGA nutzen?
- Kann der Effekt mit einer retrospektiven oder prospektiven Beobachtungsstudie sinnvoll nachgewiesen werden?
- Ist eine interventionelle Studie zeitlich und finanziell machbar?
- Ist mit dem gewählten Studiendesign der Effekt „gerade so" nachweisbar oder können damit auch Krankenkassen, ÄrztInnen und Versicherte überzeugt werden?

7.3.3 Plausible Begründung und Evaluationskonzept

Liegt bei Antragstellung noch nicht ausreichend Evidenz für den Nachweis der positiven Versorgungseffekte vor, sieht der DiGA-Fast-Track eine 12-monatige Erprobungsphase vor, während derer die DiGA bereits verordnungsfähig ist und die notwendige Evidenz generiert werden kann. Diese Möglichkeit ist ein absolutes Novum für das deutsche Gesundheitswesen! Sie stellt eine große Chance für DiGA dar – und kann potenziell auch Erkenntnisse für die Weiterentwicklung anderer Leistungsbereiche liefern. Voraussetzung für die Nutzung dieser Evaluationsphase ist ausweislich § 139e Absatz 4 Satz 2 SGB V die Vorlage

1. einer plausiblen Begründung des Beitrags der digitalen Gesundheitsanwendung zur Verbesserung der Versorgung und
2. eines von einer herstellerunabhängigen Institution erstellten wissenschaftlichen Evaluationskonzepts zum Nachweis der beanspruchten positiven Versorgungseffekte.

Die DiGAV konkretisiert die Anforderungen an die **plausible Begründung** in § 14. Demnach soll mindestens eine **systematische Datenauswertung** zur Nutzung der DiGA vorgelegt werden. Daten, die aus systematischen Literaturauswertungen gewonnen wurden oder Daten, die sich auf eine ähnliche Anwendung beziehen, sind nicht ausreichend.[42] Auch, wenn die DiGAV dies nicht explizit fordert, ist auch hier davon auszugehen, dass eine Auswertung qualitativer Daten nicht ausreicht, mithin quantitative Daten ausgewertet werden müssen. Es stellt sich somit auch im Fall der Beantragung der vorläufigen Aufnahme bereits die Frage nach der richtigen Evidenz. Eine systematische Datenauswertung kann grundsätzlich im Rahmen einer Beobachtungsstudie erfolgen, die ohne Vergleichsgruppe auskommt. Dabei kommt insbesondere auch die Nutzung von oben genannter Real World Data in Betracht, also z. B. (Routine-)Daten, die von der bereits von Selbstzahlern genutzten DiGA generiert wurden (Datenschutz beachten, insbesondere Zweckbindung der Datenerhebung).

Hier bietet es sich an, vor der geforderten systematischen Datenauswertung bereits auch die „finale" Evidenz in den Blick zu nehmen. Wird für die systematische Datenauswertung eine retrospektive, nicht vergleichende Beobachtungsstudie durchgeführt, können die gleichen Daten gegebenenfalls auch für eine folgende vergleichende Studie genutzt

---

42 Der BfArM-Leitfaden nennt die systematische Literaturauswertung als einen Baustein der systematischen Datenauswertung neben der Auswertung eigener Daten. Eine Literaturauswertung ist grundsätzlich nicht notwendig, aber dringend empfohlen, da hierdurch wichtige Erkenntnisse für die Erhebung und Auswertung eigener Daten gewonnen werden können.

werden. Liegen bislang keinerlei nutzbare Daten zur Nutzung der DiGA vor, fällt eine retrospektive Beobachtungsstudie aus. Wird eine prospektive Studie angestrebt, kann diese bereits so geplant und durchgeführt werden, dass die im Erprobungszeitraum durchzuführende Studie auf dieser aufbaut.

> **Mit** der Planung der für die vorläufige Aufnahme geforderten systematischen Datenauswertung sollte zugleich auch die Planung der für die endgültige Aufnahme notwendigen Nachweise begonnen werden.

Das vorzulegende **wissenschaftliche Evaluationskonzept** soll gemäß § 15 DiGAV die Ergebnisse der systematischen Datenauswertung angemessen berücksichtigen. Insofern das Evaluationskonzept dem BfArM ermöglichen muss, die Durchführbarkeit und die Erfolgsaussichten der geplanten Studie zu beurteilen, sollte hier bereits der ausgearbeitete Prüfplan (auch als Studienprotokoll) vorgelegt werden. Dieser umfasst bei klinischen Studien unter anderem die Darstellung

1. des Hintergrunds der Studie inklusive des Forschungsstandes,
2. der Fragestellung Zielgrößen und Zielkriterien (Endpunkte und deren Maß),
3. des Studiendesigns,
4. der konkreten Intervention,
5. der Studienpopulation (Ein- und Ausschlusskriterien, Rekrutierungswege),
6. des konkreten Studienablaufs und
7. ethischer und rechtlicher Aspekte (Datenschutz, ggf. Einschaltung Ethikkommission).

Die wissenschaftliche Institution, die das Studienkonzept für den Hersteller erstellt, wird für gewöhnlich auch die Studie durchführen. Die hierfür gezahlte marktübliche Vergütung ist für die **Beurteilung der Unabhängigkeit** nicht relevant. Organisatorische oder finanzielle Zusammenhänge zwischen dem Hersteller und der Auftrag nehmenden Institution oder auch finanzielle Interessen der Institution oder ihrer Mitglieder können hingegen durchaus relevant sein, wenn sie den Schluss zulassen, dass ein Interessenkonflikt besteht.

Zu bedenken ist: Der Erprobungszeitraum beläuft sich auf 12 Monate, die Studie muss also innerhalb dieses Zeitraums abgeschlossen werden können. Wenn nach neun Monaten bereits absehbar ist, dass die Erprobung nicht innerhalb der 12 Monate abgeschlossen werden kann, aber bereits Erkenntnisse vorliegen, die eine überwiegende Wahrscheinlichkeit einer späteren Nachweisführung nahelegen, kann das BfArM auf Antrag den Zeitraum um längstens weitere 12 Monate verlängern. Studienarten, die also grundsätzlich länger als 12 Monate dauern, sind für die Erprobung nicht geeignet.

7.4 Antrag zur Aufnahme in das DiGA-Verzeichnis

Die bisherigen Kapitel haben nicht nur die Grundlagen erläutert, sondern auch die konkrete Antragsstellung beim BfArM vorbereitet. Der nächste Schritt ist nun der Antrag beim BfArM.

Das BfArM verantwortet den Fast-Track-Prozess (s. Abb. 17). Die Antragsstellung erfolgt daher direkt beim BfArM über ein **elektronisches Antragsportal** (BfArM 2020d; 2020e). Um das Antragsportal zu nutzen, wird ein Account benötigt. Über das Antragsportal besteht von Beginn an die Möglichkeit, sich eine Übersicht über alle Anforderungen und einzureichenden Informationen und Dokumente zu verschaffen. Vor dem Antrag kann jeder DiGA-Hersteller gegen Entgelt eine **Beratung beim BfArM** in Anspruch nehmen. Warum könnte solch eine Beratung beim BfArM sinnvoll sein? Das wäre z. B. dann der Fall, wenn man sich nicht sicher ist, ob eine in einem früheren Forschungsprojekt bereits durchgeführte Studie ausreichend ist und man deshalb nicht weiß, ob man einen Antrag auf eine vorläufige oder eine endgültige Aufnahme stellen sollte. Vielleicht stellt man sich auch die Frage, in welchem Umfang ein Coaching durch z. B. TherapeutInnen in der DiGA integriert werden könnte, damit die DiGA weiterhin in ihrer Hauptfunktion auf digitalen Technologien beruht. Oder

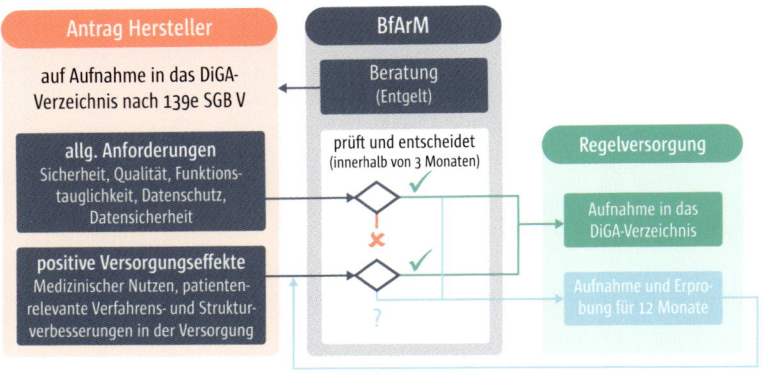

Abb. 17   Der DiGA-Fast-Track-Prozess

es bestehen Fragen zum Evaluationskonzept, das mit dem Antrag auf vorläufige Aufnahme für die Erprobung der DiGA eingereicht werden muss.

Da eine Ablehnung des Antrags dazu führt, dass für diese DiGA gemäß § 139e Absatz 4 Satz 9 SGB V für **ein Jahr lang kein neuer Antrag** gestellt werden kann (und dies auch nur, wenn neue Nachweise für positive Versorgungseffekte vorgelegt werden können), empfiehlt es sich dringend, sich gut vorzubereiten und offene Fragen zu Antragsberechtigung, Antragsverfahren und den notwendigen Nachweisen zu klären. Termine für die Beratung durch das Innovationsbüro des BfArM können über die Website des BfArM beantragt werden (BfArM 2020f). Damit der Termin gut vorbereitet werden kann, müssen neben Informationen zur DiGA auch die zu klärenden Fragen angegeben werden. Als öffentliche Stelle muss das BfArM durch die Beratung entstehende Kosten decken. Es fallen daher Gebühren an, die sich je nach Umfang der Beratung zwischen 250 und 5.000 Euro bewegen (die Gebühren sind in § 27 DiGAV aufgeführt und werden auf der Website des BfArM detaillierter erläutert [BfArM 2020g]). Bei eher allgemeinen Anfragen, die keine oder sehr wenig Vor- und Nachbereitung durch das BfArM erfordern und z. B. per Telefon oder E-Mail unkompliziert beantwortet werden können, verzichtet das BfArM in der Regel darauf, Gebühren zu erheben. Wenn ein Beratungsgespräch mit dem Innovationsbüro abgeschlossen wurde, dokumentiert der Hersteller Ergebnisse in einem Ergebnisprotokoll. Eine Vorlage dafür findet sich auf der Website des BfArM (vgl. Entwurf Ergebnisprotokoll zu Beratungen nach § 23 DiGAV, BfArM 2020h). Dieses Protokoll wird zusammen mit dem Antrag eingereicht.

Wer sich mit den grundlegenden Hinweisen zur Entwicklung digitaler Gesundheitstools (s. Kap. 6 *Entwicklung von digitalen Gesundheitstools*) und den spezifischen Anforderungen an DiGA (siehe vorige Abschnitte von Kap. 7 *Der DiGA-Fast-Track*) auseinandergesetzt hat, ist bereits gut für den Antrag vorbereitet. Wie bereits erläutert, gibt es zwei Typen von Anträgen: ein **Antrag auf vorläufige Aufnahme zur Erprobung** der DiGA in das DiGA-Verzeichnis sowie ein **Antrag auf endgültige Aufnahme** in das DiGA-Verzeichnis. Weiterhin gilt: In beiden Fällen müssen die allgemeinen Anforderungen an die DiGA im Hinblick auf Qualität, Sicherheit und Funktionstauglichkeit gewährleistet sein.

Antragsteller entscheiden zu Beginn, ob sie einen Antrag auf endgültige oder auf vorläufige Aufnahme stellen. Die beiden Antragstypen unterscheiden sich erst im Hinblick auf die Angaben zu positiven Versorgungseffekten und fragen ansonsten die gleichen Inhalte ab.

Der Antrag ist in inhaltliche Blöcke aufgeteilt, die im Folgenden erläutert werden.

7.4.1 Angaben zur Digitalen Gesundheitsanwendung

In diesem Block werden grundlegende Informationen zur DiGA angege-ben. Das umfasst die Frage, ob die Anwendung eine Native App oder Brow-ser-basierte Anwendung, beides oder etwas anderes ist, welche Hardware- und Softwarekompatibilität gewährleistet wird und in welcher Version sich die DiGA befindet. Es werden Angaben zum Handelsnamen, zum Namen der DiGA und zur zugehörigen Website sowie den Sprachversionen gemacht. Auch werden medizinproduktrelevante Angaben gemacht und die DiGA im Hinblick auf Zielsetzung, Wirkungsweise, Inhalt und Nutzen für Endnutzer verständlich beschrieben.

Zudem gilt es in diesem ersten Block, die an der DiGA beteiligten **medizi-nischen Einrichtungen und ExpertInnen** zu benennen sowie Quellen für die verwendeten medizinischen Inhalte und Verfahren anzugeben. Diese Informationen sind nicht zuletzt für die Zielgruppe der Healthcare Profes-sionals sehr relevant. Die Vertrauenswürdigkeit und die Belastbarkeit der Quellen sind selbstverständlich sicherzustellen. Das BfArM weist daher auf die Empfehlungen des „International Committee of Medical Journal Editors (ICMJE)" und den Zitierstil der „National Library of Medicine Sam-ples of Formatted References for Authors of Journal Articles" hin.[43] **Es wer-den auch die vertragsärztlichen Tätigkeiten,** die für die Nutzung der DiGA erforderlich sind, abgefragt. Hier verweisen DiGA-Hersteller auf bestehende EBM-Ziffern oder beschreiben die erforderliche Leistung, soll-te sie nicht bereits bestehen.[44]

Hersteller geben auch an, welche Nutzungsdauer und welche Höchstdau-er der Nutzung aus ihrer Sicht passend sind.

In diesem Block werden zudem Angaben zum Standort der Datenverarbei-tung und zu den genutzten Profilen und Terminologien zur Sicherstellung der Datenportabilität und der Interoperabilität abgefragt. Schließlich wer-den Angaben zum Preis inkl. Mehrwertsteuer und zum Preismodell ge-macht: Handelt es sich um ein Abo-Modell, gibt es einmalige Kosten (z. B. durch Hardware) oder fallen sonstige Kosten an? Sollten aus der DiGA heraus zusätzliche Leistungen angeboten werden, die über die Leistung der DiGA hinausgehen (z. B. ein zusätzliches persönliches Coaching oder ande-re Funktionalitäten als In-App-Kauf), werden diese hier benannt. Ggf. dif-ferenziert der DiGA-Hersteller auch erstattungsfähige und nicht erstat-tungsfähige Kosten (z. B. vernetzte Alltagselektronik oder Hilfsmaterialien),

---

43 Vgl. auch Ausfüllhilfe des BfArM, S. 22.
44 Besteht keine Abrechnungsmöglichkeit für notwendige ärztliche Leistungen, besteht mit § 87 Ab-satz 5c SGB V der gesetzliche Auftrag an den Bewertungsausschuss, diese binnen drei Monaten zu schaffen.

die mit der DiGA einhergehen. Sollte die DiGA nur auf einer Smartwatch funktionieren, wird die Smartwatch mit hoher Wahrscheinlichkeit nicht zu den erstattungsfähigen Kosten zählen. Abschließend werden Angaben zur Höhe der Deckungssumme der für Personenschäden abgeschlossenen Haftpflichtversicherung gemacht.

7.4.2 Angaben zum positiven Versorgungseffekt

Dieser Teil des Antrags beschäftigt sich mit den positiven Versorgungseffekten. Hier ist es ausschlaggebend, ob ein Antrag auf endgültige oder auf vorläufige Aufnahme gestellt wurde. Im Fall der **endgültigen Aufnahme** muss direkt zu Beginn im Antrag bestätigt werden, dass der Nachweis der positiven Versorgungseffekte bereits vorliegt.

Im Falle eines **Antrags auf Erprobung** wird dies ebenfalls zu Beginn angegeben. Daraufhin wird der DiGA-Hersteller gebeten, weitere Angaben zur Erprobung der DiGA zu machen. Dazu gehört die Angabe des Erprobungszeitraums (maximal 12 Monate). Zudem wird die **systematische Datenauswertung** eingereicht. Eine Voraussetzung für die vorläufige Aufnahme der DiGA zur Erprobung ist das **wissenschaftliche Evaluationskonzept**, das dem BfArM im Zuge des Antrags zur Verfügung gestellt wird und für das eine herstellerunabhängige Institution, mit der das Evaluationskonzept erstellt wurde, benannt wird (s. Kap. 7.3.3 *Plausible Begründung und Evaluationskonzept*).

Unabhängig vom Typ des Antrags werden zu positiven Versorgungseffekten folgende Aspekte im Antrag abgefragt:

Zunächst wird unter Nutzung des **PICO-Schemas** in der Kurzfassung der positive Versorgungseffekt beschrieben. Das PICO-Schema ist in der evidenzbasierten Medizin ein etablierter Ansatz, um die Ergebnisse z. B. einer Studie für behandelnde ÄrztInnen prägnant aufzubereiten. Das Akronym steht für **P**atient, **I**ntervention, **C**omparison und **O**utcome. Folgende Informationen sind dementsprechend in dem Schema enthalten:

- betroffene Patientengruppe,
- Problemstellung und DiGA-Wirkung (Intervention),
- alternative Maßnahmen, die als Vergleich dienen, sowie
- durch den Einsatz der DiGA zu erreichende Ziele (siehe z. B. für weitere Infos Cochrane 2020).

Später im Antrag wird die **Patientengruppe** durch die Angabe der entsprechenden ICD-Codes[45] weiter konkretisiert. Diese müssen mindestens dreistellig angegeben werden (z. B. Diabetes mellitus Typ I E.10). Es können auch mehrere Patientengruppen bzw. ICD-10 Codes angeben werden, jedoch muss in diesem Fall auch für jede Patientengruppe der Nachweis positiver Versorgungseffekte erbracht werden. Dies bedeutet nicht zwingend, dass verschiedene Studien durchgeführt werden müssen, die unterschiedlichen Patientengruppen müssen jedoch in der ausgewählten Studienpopulation Berücksichtigung finden. Sollte die DiGA eine **vulnerable Patientengruppe** adressieren, ist diese zu beschreiben. Vulnerable Patientenpopulationen sind z. B. Menschen unter 18 oder über 65 oder Menschen mit psychischen Erkrankungen (weitere Beispiele hierfür sind im Leitfaden des BfArM zu finden).

Neben der Patientengruppe ist auch die Rolle der involvierten Healthcare Professionals zu beschreiben. Welche Rolle nehmen z. B. ÄrztInnen und PsychotherapeutInnen im Rahmen der DiGA ein?

Im Antrag muss zudem beschrieben werden, **welche Art positiver Versorgungseffekte** die DiGA mit sich bringt: medizinischer Nutzen und/oder patientenrelevante Verfahrens- und Strukturverbesserungen. Bei der Konkretisierung der Versorgungseffekte ist gemäß § 9 Absatz 2 DiGAV zwingend auf Konsistenz mit der medizinprodukterechtlich vorgeschriebenen medizinischen Zweckbestimmung zu achten. Darüber hinaus darf nicht von den tatsächlichen Funktionen, Inhalten und vom Hersteller veröffentlichten Aussagen zur DiGA abgewichen werden.

Bei Angaben zu **Forschungsdesign und Ergebnissen** ist zu berücksichtigen, dass die Studie registriert, im Fall von Deutschland im Deutschen Register Klinischer Studien (DRKS), und diese spätestens 12 Monate nach Abschluss vollumfänglich online verfügbar sein muss (im besten Fall als Veröffentlichung in einem Journal oder aber auf einer Website). Die Studienberichte selbst werden dem BfArM zur Verfügung gestellt, jedoch nicht im Verzeichnis veröffentlicht. Dies gilt auch für die Studienberichte zur Feststellung der Testgenauigkeit für diagnostische DiGA.

Schließlich macht der DiGA-Hersteller Angaben zur **qualitätsgesicherten Anwendung** der DiGA und zu **Ausschlusskriterien**. Hier wird erläutert, wie die DiGA richtig anzuwenden ist und es werden Szenarien benannt, in denen sie nicht anzuwenden ist. Das können z. B. Vorerkrankungen oder Verletzungen sein.

---

45 ICD-Codes stehen für die Internationale statistische Klassifikation der Krankheiten und verwandter Gesundheitsprobleme, die von der WHO herausgegeben wird. Das DIMDI (BfArM) gibt die für Deutschland angepasst Version (10. Revision 2020) heraus (DIMDI 2020c).

7.4.3 Beratung durch das BfArM

Wie bereits eingangs erläutert, muss der Hersteller angegeben, ob ein Beratungsgespräch beim BfArM in Anspruch genommen wurde. In dem Fall ist das entsprechende Ergebnisprotokoll hochzuladen.

7.4.4 Erklärung des Herstellers zur Veröffentlichung der Angaben

Für eine Bewertung des Antrags benötigt das BfArM auch Zugang zur DiGA. Daher müssen dem BfArM **Test-Accounts oder Freischaltcodes** mit dem Antrag zur Verfügung gestellt werden (gleiches gilt übrigens bei Native Apps auch für das spätere Hochladen im App-/Play Store zum Review). Schließlich muss der DiGA-Hersteller der Veröffentlichung der gemachten Angaben im DiGA-VZ zustimmen. Das **DiGA-VZ** ist öffentlich einsehbar, über eine Schnittstelle können interessierte öffentliche und gemeinnützige Institutionen die Daten aus dem Verzeichnis für sich nutzen. Dabei ist z. B. an medizinische Fachgesellschaften, Krankenkassen, Forschungsorganisationen oder Patientenorganisationen zu denken. Die Reichweite der veröffentlichen Informationen im DiGA-VZ sollte daher nicht unterschätzt werden.

Eine Ausnahme stellen hier Inhalte dar, die im Antragsformular gesondert gekennzeichnet sind. Außerdem besteht die Möglichkeit, Angaben im Antrag zu kennzeichnen, die aus rechtlichen Gründen nicht veröffentlicht werden könnten. Gründe für eine Nichtveröffentlichung sind z. B. der Schutz von Betriebs- und Geschäftsgeheimnissen, der Schutz personenbezogener Daten oder Schutz geistigen Eigentums.

Neben dem Antrag mit den verschiedenen inhaltlichen Blöcken, gilt es zudem die beiden Anlagen zu bearbeiten (s. Kap. 7.2 *Grundlegende Anforderungen*).

Neben den Anträgen auf endgültige und vorläufige Aufnahme bietet das elektronische Antragsportal auch die Möglichkeit, Anträge auf Verlängerung der Erprobung (vgl. § 17 Absatz 3 u. 4 DiGAV) oder auch Streichung der DiGA aus dem Verzeichnis zu stellen sowie wesentliche Änderungen (vgl. § 18 u. 19 DiGAV) anzuzeigen.

Wenn der Antrag auf Aufnahme im DiGA-Verzeichnis abgeschlossen und eingereicht wurde, prüft das BfArM zunächst die **formale Vollständigkeit** des Antrages. Sollten Unterlagen fehlen, wird das BfArM dazu auffordern, diese Dokumente innerhalb von bis zu drei Monaten nachzureichen. Anderenfalls wird der Antrag abgelehnt. Die Vollständigkeit des Antrags wird durch das BfArM innerhalb von 14 Tagen schriftlich bestätigt. Dann folgt die inhaltliche Prüfung des Antrags innerhalb von drei Monaten.

Detailliertere und laufend aktualisierte Informationen finden sich im Leitfaden (BfArM 2020c) sowie der Ausfüllhilfe für Antragssteller des BfArM. Beide Dokumente entwickeln sich u. a. durch das Feedback der Antragssteller weiter, daher nimmt das BfArM Hinweise und Feedback gern entgegen (diga@bfarm.de).

Die aktuellsten Informationen zum Antrag und den Anforderungen befinden sich im Leitfaden des BfArM und der Ausfüllhilfe für Antragsteller. Bei offenen Fragen können (kostenpflichtige) Beratungsgespräche mit dem BfArM vereinbart werden. Der Antrag sollte sorgfältig vorbereitet sein, um z. B. durch Unvollständigkeit nicht unnötig Zeit zu verlieren oder das Risiko einzugehen, nach Ablehnung erst in einem Jahr erneut einen Antrag stellen zu können.

„Ohne gute Evidenz gibt es keine überzeugten Krankenkassen, Leistungserbringer – und PatientInnen.“

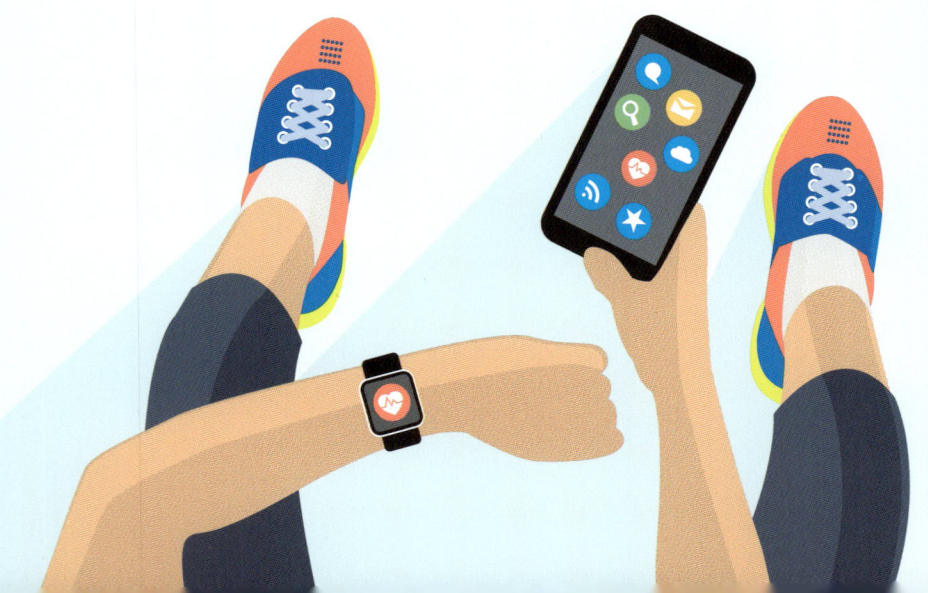

8

Die DiGA ist gelistet – Und jetzt?

8.1   Und das war erst der Anfang: Preisverhandlungen

Die DiGA ist erfolgreich im Fast-Track gestartet, sofern zutreffend ist die Studie zur Generierung wissenschaftlicher Evidenz angelaufen, es gibt relevante medizinische Expertise im Team und das Marketing entspricht den Anforderungen für Medizinprodukte? Dann ist ein großer Teil der Strecke hin zur dauerhaften erfolgreichen Vermarktung der DiGA im Gesundheitswesen erreicht. Dennoch stehen jetzt weitere Meilensteine an. Nach den ersten zwölf Monaten folgt die Verhandlung der endgültigen Vergütungsbeträge. Was sind die Rahmenbedingungen für die Preisverhandlungen? Wie sehen potenzielle Preismodelle aus? Eine DiGA erreicht nur dann PatientInnen, wenn ÄrztInnen und PsychotherapeutInnen die DiGA verordnen. Wie sieht hier die ärztliche Perspektive aus? Schließlich stellt sich die Frage, wie PatientInnen mit ihrer (Papier-)Verordnung Zugang zu ihrer DiGA erhalten.

8.1.1 Preisverhandlungen: Rahmenbedingungen und Preismodelle

Disclaimer

Zum Zeitpunkt des Verfassens dieses Buches sind wesentliche Parameter der Preisverhandlungen, insbesondere die Rahmenvereinbarung nach § 134 Absatz 4 SGB V, noch nicht festgelegt. Insofern kann und soll an dieser Stelle keine universelle „Preisverhandlungsstrategie" geboten werden (die es im Übrigen auch nicht gibt). Stattdessen werden die gesetzlichen Rahmenbedingungen und das Verfahren sowie Preismodelle betrachtet.

Nach der endgültigen Aufnahme in das Verzeichnis kommt die DiGA in eine weitere, entscheidende Phase: die Preisverhandlungen mit dem GKV-SV. Auch wenn im Antrag beim BfArM bereits die Kosten der DiGA angegeben sind, beschäftigt sich das BfArM ausschließlich mit der Frage, ob die DiGA die oben ausgeführten Anforderungen erfüllt und entsprechend in das Verzeichnis aufgenommen wird. Erst im Anschluss an die vorläufige oder endgültige Aufnahme im DiGA-Verzeichnis kommt das mit § 134 SGB V neu eingeführte Preisbildungs- und -verhandlungssystem zum Tragen.

Grundsätzlich muss beim Preis von DiGA zwischen tatsächlichen Preisen der Hersteller einerseits und Vergütungsbeträgen andererseits unterschieden werden (s. Abb. 18).

In den **ersten zwölf Monaten nach Aufnahme** der DiGA in das DiGA-VZ beim BfArM gelten **die tatsächlichen Preise der Hersteller** gemäß § 134 Abs. 5 S. 1 SGB V. Diese Preise gelten somit

- bei vorläufiger Aufnahme in das Verzeichnis für den 12-monatigen Zeitraum der Erprobung und
- bei unmittelbar endgültiger Aufnahme in das Verzeichnis für das erste Jahr in der Regelversorgung.

Die tatsächlichen Preise werden durch die Hersteller festgelegt und bereits **im Antrag beim BfArM angegeben**. Die Hersteller sind bei der Festlegung der tatsächlichen Preise jedoch nicht völlig frei. So sind sie an die Vorgaben der Rahmenvereinbarung zwischen GKV-SV und maßgeblichen Spitzenorganisationen der DiGA-Hersteller (DiGA-Spitzenverbände) nach § 134 Absatz 4 SGB V gebunden. In dieser Rahmenvereinbarung **müssen** die Parteien das Nähere zur Ermittlung der tatsächlichen Preise festlegen.

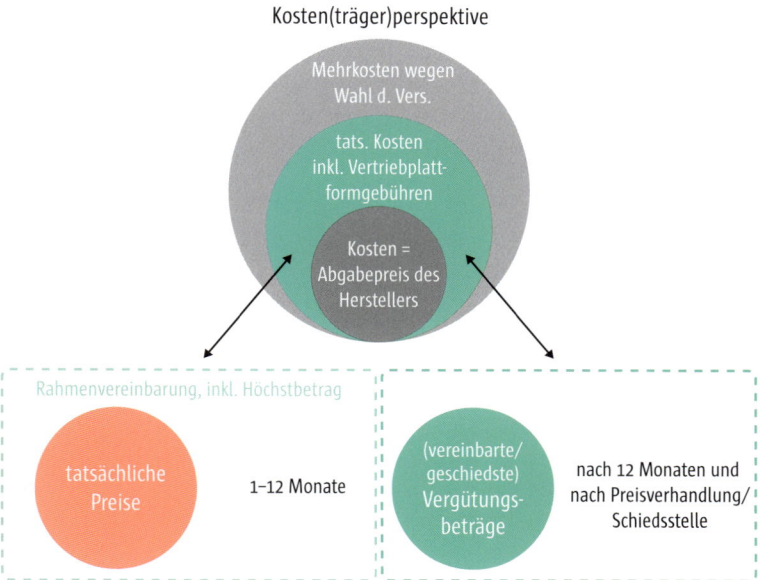

Abb. 18   Übersicht Kosten- und Preis-Terminologien

Die Richtigkeit der von Herstellern festgelegten tatsächlichen Preise ist damit objektiv überprüfbar. Überdies **können** die Vereinbarungspartner in der Rahmenvereinbarung auch Höchstbeträge für die tatsächlichen Herstellerpreise für Gruppen vergleichbarer DiGA festlegen. Bei der Festlegung der Höchstbeträge ist auch der (mutmaßliche) Umfang der Inanspruchnahme durch Versicherte sowie das Vorliegen von Evidenz zu berücksichtigen.

Ab dem 13. Monat nach vorläufiger oder endgültiger Aufnahme gilt der **Vergütungsbetrag** gemäß § 134 Absatz 1 SGB V. Steht der Vergütungsbetrag zu diesem Zeitpunkt noch nicht fest, gilt er rückwirkend und kann damit gegebenenfalls Rückzahlungspflichten der Hersteller auslösen. Der Vergütungsbetrag ist primär Ergebnis einer Vereinbarung zwischen dem jeweiligen DiGA-Hersteller und dem GKV-SV, die am Ende einer bilateralen Preisverhandlung steht. In der Vereinbarung **sollen** auch erfolgsabhängige Preisbestandteile festgelegt werden. Können die Verhandlungspartner sich binnen 12 Monaten nicht auf einen Vergütungsbetrag einigen, wird der Vergütungsbetrag innerhalb von drei Monaten von der Schiedsstelle nach § 134 Absatz 3 SGB V festgesetzt.[46]

---

46   § 39 Absatz 1 Satz 1 DiGAV sieht für den Beginn des Schiedsverfahrens allerdings einen Antrag einer der beiden Verhandlungsparteien vor.

Für die Verhandlungen der Vergütungsbeträge sind gemäß § 134 Absatz 1 Satz 4 SGB V dem GKV-SV vom Hersteller

- die Nachweise der positiven Versorgungseffekte sowie
- Angaben zur Höhe des tatsächlichen Vergütungsbetrags bei Abgabe an Selbstzahler und in anderen europäischen Ländern zu übermitteln.

Diese sind vom Gesetz damit als **maßgebliche Faktoren** der Verhandlung gedacht. Auch der Vergütungsbetrag ist durch die Rahmenvereinbarung eingehegt: In dieser **müssen** die Parteien Maßstäbe für die Vereinbarung treffen. Daneben **können** die Parteien auch Schwellenwerte festlegen unterhalb derer eine Vereinbarung entbehrlich ist, sodass die DiGA somit dauerhaft zum Herstellerpreis vergütet wird. Grundsätzlich ist das Einbeziehen **weiterer Faktoren** möglich. Diese können z. B. Gegenstand der Rahmenvereinbarung sein. Außerdem gelten weiterhin das Wirtschaftlichkeitsgebot sowie die Maßgabe, dass Leistungen in ihrer Qualität und Wirksamkeit dem allgemein anerkannten Stand der medizinischen Erkenntnisse zu entsprechen und den medizinischen Fortschritt zu berücksichtigen haben (s. Kap. 7.3 *Positive Versorgungseffekte*).

Aus dem gesetzlich normierten Zusammenspiel zwischen tatsächlichen Herstellerpreisen und Vergütungsbeträgen ergeben sich bei einem Antrag auf Erprobung einige Besonderheiten: Da der Vergütungsbetrag fix ab dem 12. Monat nach vorläufiger Aufnahme gilt, wäre es grundsätzlich sinnvoll, die Preisverhandlungen **vor Ablauf des zwölfmonatigen Erprobungszeitraums** aufzunehmen (s. Abb. 19). Würde die Preisverhandlung erst mit Ende der Erprobung aufgenommen, könnte – abhängig von der Differenz zwischen Herstellerpreis und vereinbarten Vergütungsbetrag – auf den Hersteller eine erhebliche Rückzahlungslast zukommen. Dies gilt umso mehr für den Fall der verlängerten Erprobung, bei dem im Zweifelsfall Rückzahlungen über zu viel geleistete Vergütung für einen Zeitraum von 15 Monaten (um 12 Monate verlängerte Erprobung + 3 Monate BfArM-Verfahren), bei langen und nicht erfolgreichen Verhandlungen sogar bis zu 30 Monaten (um 12 Monate verlängerte Erprobung + 3 Monate BfArM-Verfahren + 12 Monate Preisverhandlung + 3 Monate Schiedsverfahren) anstehen könnten. Demgegenüber steht, dass ein frühzeitiger Beginn der Preisverhandlungen vor Abschluss des zwölfmonatigen Erprobungszeitraums die Vorlage der Evidenz nach § 134 Absatz 1 Satz 4 Nummer 1 SGB V ausschließt, diese könnte mithin nicht (vollständig) in der Vereinbarung berücksichtigt werden. Diesbezüglich muss in der Rahmenvereinbarung bei der Festlegung der Maßstäbe für die Vergütungsvereinbarungen auch berücksichtigt werden, inwieweit Evidenz vorliegt. Noch nicht abgeschlossene Studien könnten also – je nach konkreter Ausgestaltung der

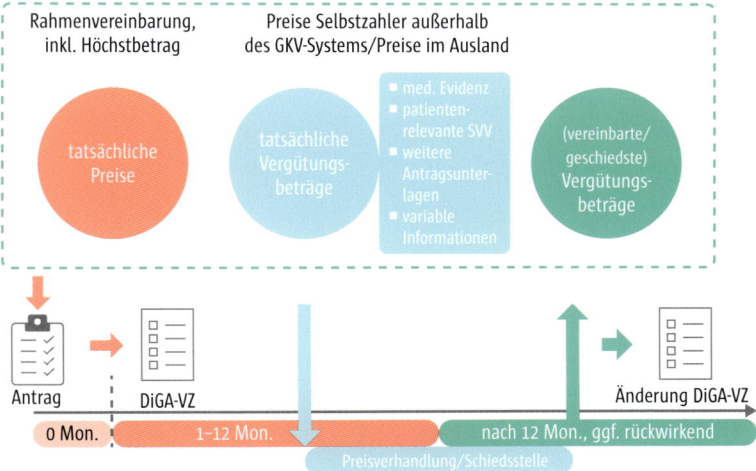

Abb. 19 Übersicht Preise und Vergütungsbeträge im Prozess

Rahmenvereinbarung – zu Vergütungsabschlägen führen.[47] Es ist zu berücksichtigen, dass der DiGA-Hersteller im Antrag auch die Möglichkeit hat, einen kürzeren Erprobungszeitraum als zwölf Monate zu wählen. Hierbei ist individuell zu entscheiden, ob der Zeitraum für die Durchführung der Studie geeignet ist.

Wie oben beschrieben, sind sowohl die tatsächlichen Preise der Hersteller als auch die Vergütungsbeträge vorgeprägt durch die **Rahmenvereinbarung zwischen GKV-SV und den DiGA-Spitzenverbänden**. In dieser sind **zwingend** von den Parteien festzulegen:

- das Nähere zu der Ermittlung der tatsächlichen Preise der Hersteller sowie
- die Maßstäbe für die Vereinbarungen der Vergütungsbeträge unter Berücksichtigung der jeweils vorliegenden Evidenz.

Darüber hinaus **können** die Parteien in der Rahmenvereinbarung festlegen:

- Schwellenwerte für Vergütungsbeträge unterhalb derer eine dauerhafte Vergütung ohne Vergütungsvereinbarung erfolgt sowie

---

47 So sieht es auch die Begründung des Kabinettsentwurfs DVG vor, BT-Drs. 19/14867, S. 96.

135

- Höchstbeträge für die tatsächlichen Herstellerpreise für Gruppen vergleichbarer DiGA
  - unter Berücksichtigung des Umfangs der Leistungsinanspruchnahme durch Versicherte und
  - zwingend unter Berücksichtigung der jeweils vorliegenden Evidenz und mit geringeren Höchstpreisen für DiGA, die in der Erprobung sind.

Trotz individueller Vergütungsvereinbarung eines jeden DiGA-Herstellers mit dem GKV-SV, kommt damit der Rahmenvereinbarung eine überragende Bedeutung zu. Eine sorgfältige Sichtung der Rahmenvereinbarung und idealerweise auch die aktive Beteiligung an den Verhandlungen zur Rahmenvereinbarung über die DiGA-Spitzenverbände ist DiGA-Herstellern daher angeraten.

Es lohnt sich als DiGA-Hersteller Mitglied in einem der DiGA-Herstellerverbände zu sein, die an den Verhandlungen zur Rahmenvereinbarung beteiligt sind. Neben der Beteiligung an den Verhandlungen bietet dies die Möglichkeit wichtige Informationen hierzu aus erster Hand zu erhalten und bei Bedarf erläutert zu bekommen.

8.1.2 Preismodelle: Pay for Activation, Pay for Active Use, Pay for Performance

Der Vergütungsbetrag als Ergebnis der Preisverhandlungen zwischen GKV-SV und Hersteller kann unterschiedliche Formen annehmen. In anderen Bereichen, wie beispielsweise der Arzneimittelversorgung, findet eine Vergütung nach Abgabe des Arzneimittels in der Apotheke statt. Analog hierzu kann auch eine DiGA bereits nach ihrer Aktivierung und Validierung des Rezept-Codes vergütet werden (s. Kap. 8.3 *Von der Verordnung zur DiGA*). Dieser **Pay-for-Activation-Ansatz** ist jedoch nur eine von mehreren Varianten. Der Gesetzgeber hält DiGA-Hersteller und GKV-SV dazu an, auch erfolgsabhängige Preisbestandteile zu vereinbaren. Die datenschutzrechtlichen Vorgaben für DiGA erlauben die Verarbeitung zu entsprechendem Zweck – eine Einwilligung der NutzerInnen vorausgesetzt.

Tatsächlich bieten DiGA ein erhebliches Potenzial der kontinuierlichen Bewertung des eigenen „Erfolgs". Der Erfolg gesundheitlicher Leistungen etwa von Arzneimitteln wird nur selten in weiteren Lebenszyklen bzw. in der realen Versorgung betrachtet. DiGA, als theoretisch ständige Begleiter in der Hosentasche der PatientInnen, können Einblick in die Versorgungsrealität und den Alltag der PatientInnen geben. Solche **Real World Data** (Echtweltdaten) können u. a. durch Eingabe der PatientInnen oder durch automatische Aufzeichnungen z. B. durch Sensoren entstehen. Die Anlage erfolgsabhängiger Preisbestandteile im SGB V sucht diesen Umstand zu nutzen.

Der Erfolg einer DiGA kann auf unterschiedliche Weise gemessen werden. Das Gesetz formuliert keine Vorgaben, somit obliegt die konkrete Ausgestaltung dem Hersteller. Maßstäbe zur Festlegung einer erfolgsabhängigen Vergütung können auch Gegenstand der Rahmenvereinbarung zwischen den DiGA-Spitzenverbänden und dem GKV-SV sein. Zwei Preismodelle für die erfolgsabhängige Vergütung werden hier daher nur beispielhaft illustriert. Im Idealfall möchte ein DiGA-Hersteller für den/die individuelle/n Nutzer/in aufzeigen, dass z. B. ein relevanter medizinischer Wert wie etwa der HbA1c-Wert bei DiabetikerInnen, sich durch den Einsatz der DiGA verbessert hat oder etwa eine leitlinientreuere Versorgung bei RheumatikerInnen sichergestellt wurde. Hier wird der Erfolg durch konkrete positive Versorgungseffekte (s. Kap. 7.3 *Positive Versorgungseffekte*) gemessen. Dieser Ansatz ist als **Pay for Performance** zu verstehen. Nicht immer wird es möglich oder sinnvoll sein, positive Versorgungseffekte in erfolgsabhängige Preisbestandteile zu übersetzen. In diesen Fällen bieten sich Metriken an, die dafür genutzt werden, den Erfolg von Online-Anwendungen (Apps, Spiele etc.) zu messen. Für eine DiGA handelt es sich damit um **Pay-for-Active-Use-Ansätze**, in denen Vergütung mit der Intensivität der Nutzung der DiGA verknüpft wird. Die beiden Ansätze können dort, wo es Sinn ergibt, kombiniert werden. Am Schluss kommt es auf die Funktionsweise und die Wirkmechanismen der individuellen DiGA an. Zum Start des Fast-Tracks ist es möglich, dass viele DiGA-Hersteller auf einen nicht-erfolgsabhängigen Vergütungsbetrag bei Aktivierung der DiGA bzw. Validierung des Rezept-Codes (Pay for Activation) setzen, dennoch lohnt es sich, erfolgsabhängige Ansätze frühzeitig mitzudenken.

Pay for Active Use

Für DiGA-Hersteller stellt sich hier insbesondere die Frage, welche Datenpunkte herangezogen werden und welche Intensität der Nutzung relevant ist. Es kann sehr sinnvoll sein, bereits frühzeitig – noch vor Antragstellung – verschiedene Metriken und Ansätze zu erproben. Dabei sollte auch berücksichtigt werden, dass die Messpunkte mit der Beschreibung der DiGA, ihrer Funktionalität, ihren Wirkmechanismen und mit dem Studiendesign kongruent sein sollten.

Sagen wir, eine fiktive DiGA zielt darauf ab, PatientInnen in der Bewältigung krankheitsbedingter Lebensumstände zu unterstützen, indem die

DiGA eigenständig warnt, wenn bestimmte Werte eine Schwelle über-schreiten. Zielt die DiGA ansonsten jedoch darauf ab, die Gedanken der PatientInnen nicht ausschließlich auf die Krankheit zu lenken, sind die Daily Active Users (DAU) ggf. kein geeigneter Datenpunkt. Zwei Beispiele sollen die Möglichkeiten illustrieren:

Beispiel 1: Tagebuch-DiGA

Die fiktive DiGA bietet ein strukturiertes digitales Tagebuch an, ausge-richtet auf die Therapieunterstützung in der Indikation.

- **Einfache Nutzung:** User gibt regelmäßig Daten in Tagebuch ein, min-destens 2 x wöchentlich über einen Zeitraum von 3 Monaten.
  KPIs (Key Performance Indicator): z. B. Weekly Active User (WAU) in Kombination mit einer Kennzahl zur Tagebuchaktivität pro Nutzung (z. B. 50% aller User geben mindestens ein Datum im Tagebuch ein)
- **Erweiterte Nutzung:** User gibt wie oben regelmäßig Daten ein, zu-sätzlich interagiert er regelmäßig mit der DiGA, z. B. rasches Reagie-ren auf Push Notification, Reaktion auf Alerts innerhalb des Tage-buchs, wenn Eingaben außerhalb definierter Bereiche sind, starke Aktivität in Indikations-Community, die Teil der DiGA ist etc.
  KPIs: z. B. WAU + Tagebuchaktivität pro Nutzung + React to Push + React to Alert + Anzahl Posts & Reactions in Community

Beispiel 2: Therapieunterstützende DiGA

Die DiGA bietet Erklärvideos für physiotherapeutische Übungen und gibt dank Motion Control Live-Feedback, wenn User Übungen zu Hause durch-führt.

- **Einfache Nutzung:** Regelmäßige Nutzung der DiGA, mindestens 2 x wöchentlich über einen Zeitraum von 3 Monaten.
  KPIs: WAU + Anzahl angefangener/abgeschlossener Übungen pro Ses-sion
- **Erweiterte Nutzung:** User nutzt wie oben regelmäßig, zusätzlich wird die Anzahl nötiger Korrekturen durch Motion Control über einen Zeit-raum X betrachtet.
  KPIs: WAU + Anzahl angefangener/abgeschlossener Übungen pro Ses-sion + Vergleich Anzahl Korrekturen Monat 1 vs. Monat 3

Die erweiterte Nutzung im Beispiel 2 zeigt anschaulich, dass die beiden Ansätze (Pay for Active Use und Pay for Performance) nicht trennscharf sind. Dies folgt der Annahme, dass eine korrekte Nutzung der DiGA unmittelbar auf die Performance der DiGA einzahlt.

Pay for Performance

Anders als bei Pay for Active Use wird bei **Pay for Performance** nicht bereits für die aktive Nutzung, sondern für das erwünschte medizinische/prozessuale/individuelle Outcome gezahlt. Je nach DiGA kann diese Variante den DiGA-Herstellern mehr Risikobereitschaft abverlangen. Es ist in jedem Fall anzuraten, ein sehr gutes Verständnis der Wirkung und eine solide Datenbasis zu haben, um die Performance einschätzen zu können. Bei einigen Effekten sollte zudem berücksichtigt werden, dass sie sich ggf. erst über einen sehr langen Zeitraum einstellen. Auch externe Einflüsse können ein Risiko darstellen. Exogene Schocks (z. B. die Corona-Pandemie) oder ein verändertes User-Verhalten (z. B. durch die Nutzung von AirPods statt Kopfhörern) können die Performance der DiGA beeinflussen. Dennoch handelt es sich um einen spannenden Ansatz, der eine Chance für DiGA und das System insgesamt darstellt.

Aus Sicht des Systems und der Krankenkassen sind **Pay-for-Performance-Ansätze** wünschenswert. Es wird nicht für die Erbringung einer Leistung gezahlt, die möglicherweise nicht zum gewünschten Ergebnis führt, sondern es wird nur für das gewünschte Ergebnis gezahlt. Solche Ansätze aus dem Bereich Digital Health können daher wegweisend in andere Bereiche des Gesundheitssystems ausstrahlen. Auch für DiGA-Hersteller bieten sich Chancen, denn durch **Pay-for-Performance-Ansätze** können sie potenziell höhere Preise verhandeln, da Krankenkassen dabei nur für messbare, erwünschte Outcomes zahlen.

Gleichzeitig fehlt weitgehend Erfahrung mit **Pay-for-Performance** bei allen Stakeholdern (Kassen, GKV-SV, Hersteller, Leistungserbringer). Auch für die Forschung ergibt sich hier ein neues Feld, in dem es gilt, methodische Ansätze und Standards zu etablieren, um Performance sinnvoll zu messen. Die Herausforderung besteht darin, geeignete Messpunkte zu finden und gleichzeitig Fehlanreize zu vermeiden.

Beispiel: Adipositas DiGA

Eine DiGA bietet ein umfangreiches Lösungsportfolio (Ernährungsberatung, Coaching, Tagebuch, Community) um Adipositas-PatientInnen das Abnehmen zu erleichtern und intensiv zu begleiten.

- Erwünschter Outcome: Gewichtsreduktion des Users über Zeitraum von 3 Monaten.
- PFP KPI: Vergleich Körpergewicht zum Start der DiGA vs. 3 Monate später

Auch eine Kombination von Pay for Active Users und Pay for Performance ist denkbar, sodass der DiGA-Hersteller schon für die regelmäßige Nutzung vergütet wird und besonders profitiert, wenn auch das erwünschte Ergebnis eintritt.

Bei allen Preisverhandlungen sollte bedacht werden, dass der Marketing-Funnel von Verschreibung über Erhalt des Rezept-Codes und der Aktivierung der DiGA bis hin zur regelmäßigen Nutzung naturgemäß stark ausdünnt und dass dies in den Preisverhandlungen früh mitbedacht werden sollte – selbst wenn dieser Prozess bereits soweit wie möglich optimiert sein sollte (s. Kap. 8.3 *Von der Verordnung zur DiGA*).

8.2 Und wer verschreibt mich jetzt? Perspektivwechsel Ambulante Versorgung

Geschafft! Die DiGA befindet sich im Verzeichnis des BfArM und kann zulasten der GKV verordnet werden. Dieses Kapitel soll helfen zu verstehen, welche Fragen sich insbesondere ambulant tätige ÄrztInnen und PsychotherapeutInnen zukünftig im Zusammenhang mit der Verordnung einer DiGA stellen werden. Dabei gilt es zwei Grundsätze zu beachten:

- **Zeit(-management)** ist das wichtigste Gut im ärztlichen Arbeitsalltag. Die Medizin und die Behandlung von PatientInnen sind ihrem Wesen nach schon unvorhersehbar genug und daher scheuen ÄrztInnen Handlungen, die den oft sowieso schon eng getakteten Behandlungsalltag noch zusätzlich durcheinander (und damit im schlimmsten Fall sogar PatientInnen in Gefahr) bringen könnten. Dazu zählen z. B. PatientInnen, die plötzlich umfangreiche Erläuterungen der Funktionsweise einer DiGA benötigen oder von schwerwiegenden Nebenwirkungen durch deren Einsatz berichten.
- **Keine Risiken!** ÄrztInnen sind grundsätzlich risikoavers (s. Kap. 6.1 *Einbindung von Versorgungsexpertise – Fragen Sie einen Arzt oder ...*). Sie

scheuen sich aus guten Gründen Dinge zu verordnen oder zu veranlassen, deren Funktionsweise sie nicht durchschauen, deren Wirkungen sie nicht abschätzen können und von denen sie eventuell sogar befürchten müssen, dass ihren PatientInnen dadurch ein Schaden entsteht.

Die folgenden Informationen und Sicherheiten bzw. Antworten auf die nachfolgenden Fragen benötigen ÄrztInnen und PsychotherapeutInnen daher, damit sie möglichst geneigt sind, die Verordnung und Anwendung einer DiGA in Erwägung zu ziehen.

- Durch welche **Studien** sind Wirksamkeit, Nutzen, Nutzen-Risiko-Verhältnis etc. der DiGA bislang belegt?
- Für welche Erkrankung(en) darf die DiGA überhaupt verordnet werden? D. h. bei welchen **Diagnosen** besteht die **Indikation** für die Verordnung der DiGA? Ggf. sollte auch darüber informiert werden, ob u. U. bei bestimmten Diagnosen eine Verordnung nicht indiziert ist (**Kontraindikationen**).
- Wie wirkt die DiGA überhaupt und was ist der (oder die) grundlegende **Wirkmechanismus** der DiGA? Und wie verhält sich die DiGA zu dem oder den sonst üblichen Behandlungsverfahren der Erkrankung (Goldstandard)? Soll sie diese lediglich ergänzen, oder modifizieren oder gar ersetzen? Desto tiefer der Eingriff in die bekannte Behandlung ist, umso überzeugender und nachvollziehbarer müssen die Erklärungen sein!
- Bestehen für den Einsatz der DiGA **Risiken** für die PatientInnen und wenn ja, welche sind das? Hier ist zu beachten, dass der bloße Hinweis auf Risikoklassen nach MDR wenig hilfreich und diese den meisten ÄrztInnen zudem nicht geläufig sind. Selbst bei niedrigen Risikoklassen haben sie Interesse an einer expliziten, detaillierten und für sie nachvollziehbaren Erläuterung etwaiger Risiken.
- Wie soll die DiGA in den **Behandlungsablauf** (Patient Journey) der PatientInnen integriert werden?
- Ist für PatientInnen die **Bedienung der App einfach**? Wo finden PatientInnen Hilfe (z. B. Hotline des Herstellers o. ä.) wenn sie (technische) Schwierigkeiten bei der Nutzung der App haben?
- Welche **Aufwände** werden von ÄrztInnen beim Einsatz, bei der erstmaligen Verordnung und dann im weiteren Behandlungsverlauf erwartet? Ist ein dauerhaftes Engagement der ÄrztInnen zwingend erforderlich auch dann, wenn sich PatientInnen nicht in der Praxis befinden? Hierbei sollte beachtet werden, dass zusätzliche neue Kommunikationsanlässe durch eine DiGA von den meisten ÄrztInnen nicht ohne Weiteres geleistet werden können und dass ein

kontinuierliches Monitoring von Werten (ggf. sogar 24/7) o. ä. in der Regel durch Arztpraxen nicht leistbar sein wird.

- Generiert die DiGA oder der Patient mithilfe der DiGA **medizinische Daten**, die ÄrztInnen in die Behandlung mit einbeziehen müssen? Wie erhalten sie diese Daten?
- Haben ÄrztInnen eine **eigene Schnittstelle** (z. B. ein Web-Dashboard o. ä.) zu der DiGA oder gibt es in der DiGA (z. B. auf dem Smartphone des Patienten) einen eigenen Bereich (auch) für ÄrztInnen?
- Ist für die PatientInnen und ÄrztInnen klar erkennbar, dass keine Risiken für den **Datenschutz** und insbesondere keine Risiken für den Bruch der **Schweigepflicht** bestehen?
- Können ÄrztInnen die DiGA **selbst ausprobieren** (Demo-Account o. ä.)?
- Sollten PatientInnen von den ÄrztInnen formal über die Nutzung der App **aufgeklärt** und dies (ggf. schriftlich gesondert) **dokumentiert** werden? Bedarf es einer Einwilligung der PatientInnen oder Vereinbarungen zur Nutzung der DiGA zwischen PatientInnen und ÄrztInnen? Gibt es dafür empfohlene Formulare? U. U. kann es sinnvoll sein, solche Formulare zur Verfügung zu stellen, selbst wenn schriftliche Einwilligungen bzw. Vereinbarungen aus rein juristischer Sicht nicht zwingend für erforderlich gehalten werden, es aber höhere Sicherheit/Verbindlichkeit für alle Beteiligten schafft.
- Kann die DiGA **zulasten der GKV** (**bzw. PKV**) verordnet werden? Ist eine **Vergütung** des ärztlichen Aufwands (EBM-Ziffer, GOÄ) vorgesehen? Wie hoch ist diese und wie kann sie ggf. geltend gemacht werden?

Für alle diese Erläuterungen gilt, dass sie so kurz und verständlich wie möglich sein sollten, gleichzeitig aber Verweise auf ausführlichere Informationen hilfreich sind. In Teilen werden diese Informationen bereits im Antrag des BfArM abgefragt, um im DiGA-Verzeichnis veröffentlicht zu werden (s. Kap. 7.4 *Antrag zur Aufnahme in das DiGA-Verzeichnis*). An vielen Stellen haben ÄrztInnen und PsychotherapeutInnen jedoch spezifische Informationsbedarfe, denen Rechnung getragen werden sollte.

8.3 Von der Verordnung zur DiGA

DiGA können PatientInnen von ÄrztInnen und PsychotherapeutInnen verordnet werden oder durch Krankenkassen genehmigt werden. Die Voraussetzung für die Genehmigung einer DiGA durch die Krankenkasse ist eine entsprechende Diagnose: Eine Diabetes-Typ-1-DiGA kann Versicherten nur dann durch ihre Krankenkasse genehmigt werden, wenn diese Diagnose bestätigt vorliegt. Bei chronisch Kranken wie in diesem Beispiel wissen die Krankenkassen bereits, dass eine entsprechende Diagnose vorliegt. In anderen Fällen können Diagnosen durch behandelnde ÄrztInnen oder PsychotherapeutInnen bestätigt werden.

In beiden Fällen stellt sich im Anschluss die Frage, wie PatientInnen ihre DiGA nach ärztlicher Verordnung oder Genehmigungsverfahren der Krankenkasse erhalten. In anderen Leistungsbereichen, z. B. im Fall von Arzneimitteln oder Hilfsmitteln, sind die Wege bekannt: Mit einem Papierrezept für ein Arzneimittel begeben PatientInnen sich in eine Apotheke oder übermitteln es an eine Online-Apotheke. Auf dem postalischen Weg oder vor Ort in der Apotheke erhalten PatientInnen ihr Arzneimittel. Wie wird also die DiGA konkret bezogen? Im Folgenden betrachten wir die Startkonfiguration für den Fast-Track. Diese Lösung für den Bezug einer digitalen Gesundheitsanwendung bleibt solange bestehen, bis sie durch eine Lösung für eine elektronische Verordnung abgelöst wird (s. Kap. 10.4 *Da war doch noch etwas: Das eRezept*).

8.3.1 Verordnung durch ÄrztInnen und PsychotherapeutInnen

Aufgrund einer akuten oder chronischen Erkrankung begeben sich PatientInnen in eine Arztpraxis. ÄrztInnen verordnen eine geeignete DiGA. Der Verordnungsprozess für ÄrztInnen und PsychotherapeutInnen gleicht der Verordnung von Arzneimitteln. Die geeignete DiGA und ggf. die geeignete Verordnungsdauer wird im Arztinformationssystem (AIS) ausgewählt. Im Ergebnis wird eine Papierverordnung (Muster 16) erstellt. Mit dem unterschriebenen Rezept verlassen PatientInnen die Praxis.

8.3.2 Genehmigungsverfahren durch die Krankenkasse

Zusätzlich zur ärztlichen Verordnung können auch Krankenkassen ihren Versicherten die Nutzung einer für sie geeigneten DiGA genehmigen. Hierfür muss die Krankenkasse das Vorliegen der entsprechenden Diagnose überprüfen. Dies kann beispielsweise auf der Basis von Abrechnungsdaten aus der Vergangenheit erfolgen, z. B. im Fall einer chronischen Erkrankung. Grundsätzlich ist hierfür jedoch kein Verfahren vorgeschrieben, sodass auch andere Wege zur Bestätigung der Diagnose denkbar sind. So kann beispielsweise auch die Verordnung gewisser Arzneimittel einen Rückschluss auf bestimmte Diagnosen ermöglichen.

8.3.3 Erhalt des Rezept-Codes zur Aktivierung der DiGA

Eine DiGA kann eine App für das Smartphone, eine Anwendung für den Browser oder für eine andere Plattform sein. Um die DiGA nutzen zu können, benötigen PatientInnen einen Rezept-Code. Rezept-Codes erhalten Versicherte von ihrer Krankenkasse. Dafür laden sie ihr Papierrezept in ihre Krankenkassen-App hoch, senden das Papierrezept an ihre Krankenkasse, geben es in der Filiale ihrer Krankenkasse ab oder melden sich ggf. telefonisch bei ihrer Krankenkasse (s. Abb. 20). PatientInnen entscheiden nach persönlicher Präferenz und Verfügbarkeit über das konkrete Vorgehen im Einzelfall. Die verschiedenen Wege stellen sicher, dass der Erhalt des Rezept-Codes diskriminierungsfrei gewährleistet werden kann. Nachdem die Krankenkasse den Versicherungsstatus der PatientInnen festgestellt hat, wird der Rezept-Code über denselben Kanal zurück übermittelt. Mit diesem Rezept-Code aktivieren PatientInnen ihre DiGA. Der Weg, der zum Start die wenigsten Medienbrüche verursacht und fast durchgängig digital funktioniert, ist also das Papierrezept mit der Krankenkassen-App abzufotografieren und hochzuladen und über die Krankenkassen-App nach Prüfung den Rezept-Code zu erhalten.

Im Falle des Genehmigungsverfahrens wenden sich Versicherte direkt an ihre Krankenkasse, um die Nutzung der DiGA anzufragen und übermitteln dafür – sofern nicht bereits vorhanden – einen Nachweis der entsprechenden Diagnose. Im Anschluss erhalten PatientInnen den Rezept-Code, den sie zur Aktivierung ihrer DiGA nutzen. Auch hier stehen den Versicherten die unterschiedlichen Kanäle für die Interaktion mit ihrer Krankenkasse offen.

Die gewählte Lösung ist eher umständlich. An mehreren Stellen im Prozess besteht das Risiko, PatientInnen bzw. NutzerInnen zu verlieren und damit die Conversion Rate ungewollt zu reduzieren. PatientInnen könnten den Prozess abbrechen, weil sie z. B. den Zugang zu ihrer Krankenkassen-App nicht (mehr) haben oder weil ihnen der Postweg zu lange dauert.

Die gewählte Startkonfiguration zur Verschreibung von DiGA ist als Interimslösung gedacht. Sie entspricht den zahlreichen sozialrechtlichen Anforderungen, ist datensparsam und kann von allen Krankenkassen und allen Leistungserbringern zum Start der ersten DiGA bedient werden. Vor diesem Hintergrund mussten einige Einschränkungen in Kauf genommen werden, die im Interesse der DiGA-Hersteller-Verbände und Krankenkassen so gering wie möglich gehalten wurden. Es ist davon auszugehen, dass mit der Einführung des eRezeptes zum 01.07.2021 das Verfahren deutlich schlanker und effizienter organisiert werden kann.

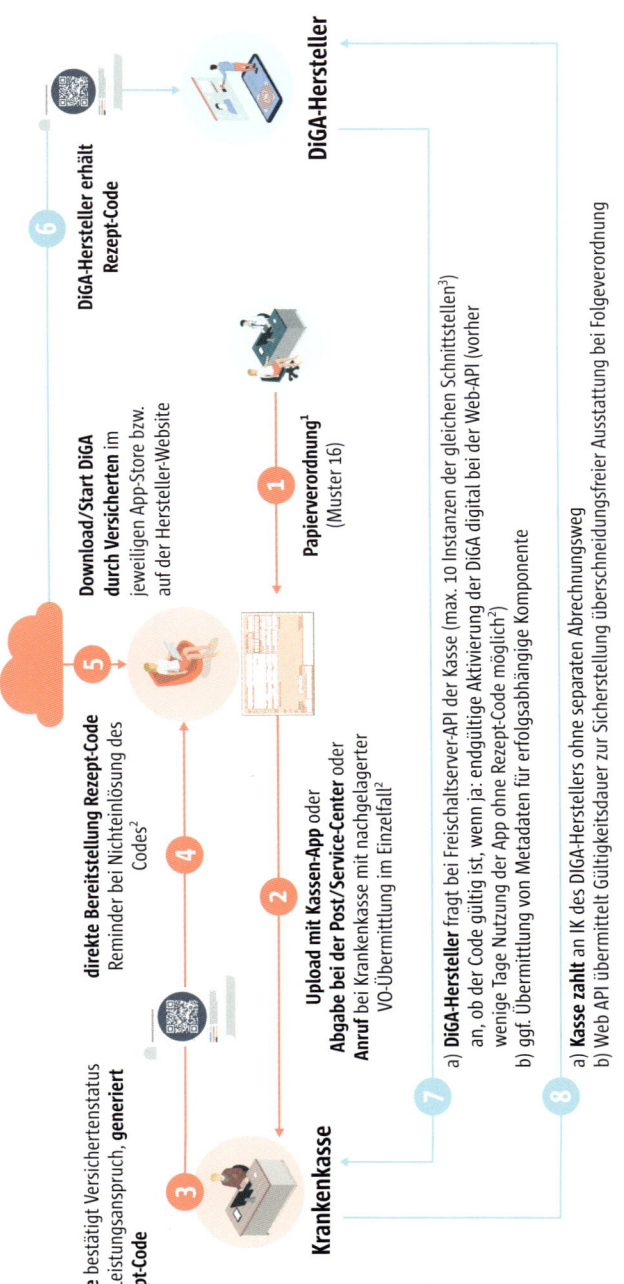

Kasse bestätigt Versichertenstatus und Leistungsanspruch, **generiert Rezept-Code**

direkte Bereitstellung Rezept-Code Reminder bei Nichteinlösung des Codes[2]

Download/Start DiGA durch Versicherten im jeweiligen App-Store bzw. auf der Hersteller-Website

DiGA-Hersteller erhält Rezept-Code

Upload mit Kassen-App oder **Abgabe bei der Post/Service-Center** oder **Anruf** bei Krankenkasse mit nachgelagerter VO-Übermittlung im Einzelfall[2]

Papierverordnung[1] (Muster 16)

Krankenkasse

DiGA-Hersteller

a) **DiGA-Hersteller** fragt bei Freischaltserver-API der Kasse (max. 10 Instanzen der gleichen Schnittstellen[3]) an, ob der Code gültig ist, wenn ja: endgültige Aktivierung der DiGA digital bei der Web-API (vorher wenige Tage Nutzung der App ohne Rezept-Code möglich[2])
b) ggf. Übermittlung von Metadaten für erfolgsabhängige Komponente

a) **Kasse zahlt** an IK des DiGA-Herstellers ohne separaten Abrechnungsweg
b) Web API übermittelt Gültigkeitsdauer zur Sicherstellung überschneidungsfreier Ausstattung bei Folgeverordnung

■ patientennahe Prozesse   ■ patientenferne Prozesse

1) im Bewilligungsprozess ersetzt die Anfrage des Versicherten die Verordnung des Behandlers; 2) sofern technisch für DiGA-Hersteller und Krankenkasse möglich; 3) wird durch Verbundlösungen der IT-Dienstleister möglich

Abb. 20   Prozessüberblick Bezug einer DiGA nach Verordnung

Für DiGA-Hersteller spielen neben einem Verständnis des Verfahrens insgesamt, z. B. im Hinblick auf die Conversion, auch der Prozess der Abrechnung nach Aktivierung der DiGA eine wichtige Rolle. Nach Eingabe des Rezept-Codes fragt der DiGA-Hersteller über eine Schnittstelle beim Code-Server der Kasse an, ob dieser gültig ist. Mit Bestätigung der Gültigkeit können PatientInnen die DiGA für die Dauer ihrer Verordnung nutzen. Für den DiGA-Hersteller setzt dann der Abrechnungsprozess ein. Die Schnittstelle der Kasse übermittelt neben der Bestätigung der Gültigkeit auch die Dauer der Verordnung, sodass sichergestellt werden kann, dass ggf. rechtzeitig eine Folgeverordnung erfolgt (s. Abb. 20).

Im Anschluss rechnet der DiGA-Hersteller über eine standardisierte Schnittstelle mittels des empfangenen Rezept-Codes mit der Kasse ab. Hier besteht auch die Möglichkeit weitere Daten zu übermitteln, die z. B. für eine erfolgsbasierte Vergütung notwendig sind (s. Abb. 20). Die Kasse wiederum zahlt auf Basis dieser Abrechnungsinformationen an das Institutionenkennzeichen (IK) des DiGA-Herstellers. Das IK umfasst neben Namen und Anschrift auch die Informationen zum Kreditinstitut und zur Kontonummer des Herstellers und identifiziert ihn eindeutig als Leistungserbringer. DiGA-Hersteller beantragen ihr IK kostenfrei bei der Arbeitsgemeinschaft Institutionskennzeichen (ARGE·IK).

8.3.4 DiGA mit Hardware-Komponenten

DiGA können gemäß der Definition (s. Kap. 7.1 *Die DiGA-Definition*) auch Hardware-Komponenten umfassen. Für die Hardware braucht es einen eigenen Bezugsweg für PatientInnen. Dieser ist nicht gesetzlich vorgegeben. Denkbar wäre ein Bezug über etablierte Wege (z. B. Apotheken, die über eine performante Logistik sowie oft auch Vertrauensverhältnisse zu PatientInnen verfügen) oder auch über den Postweg (z. B. Versand von Sensorik nach Start der DiGA). Der zu wählende Weg wird stark von der Ausrichtung der DiGA abhängen. So könnte die Hardware einer DiGA, die z. B. in spezialisierten Krankenhäusern im Zuge des Entlassmanagements verordnet wird PatientInnen bereits vor Ort in den Krankenhäusern zur Verfügung gestellt werden. Hier stellt sich insbesondere die Frage, an welche Stelle die DiGA im Gesundheitssystem anknüpft und welche Akteure geeignete Partner sein könnten.

„Marketing für DiGA unterliegt anderen Regeln als Marketing für Consumer Electronics."

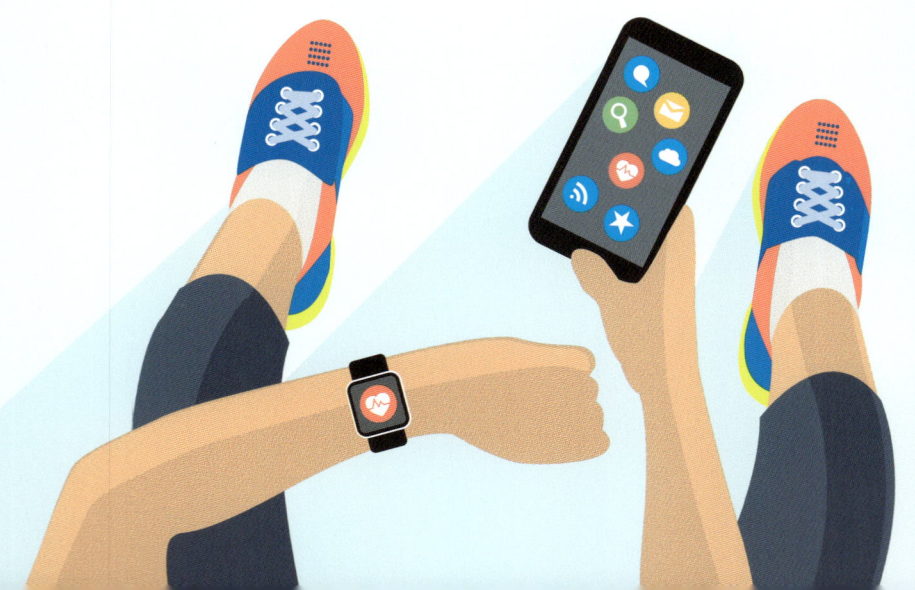

9

Kauf meine DiGA, denn sie ist sehr gut! Marketing von digitalen Medizinprodukten

9.1 Clash of Cultures – Modernes Marketing vs. Heilmittelwerberecht

So oder so ähnlich sieht es vielfach aus, wenn neue digitale Produkte auf den Markt kommen sollen: Der/Die Head of Marketing scharrt mit den Hufen – Social Media, TV, sogar ganz old school Radio und Print. Die Werbeagentur hat geliefert. Glückliche Menschen in hochauflösenden Bildern vermitteln eine ungebrochene Begeisterung für die neue DiGA. PatientInnen, ÄrztInnen und PsychotherapeutInnen treten als Testimonials auf und berichten von den beeindruckenden medizinischen Erfolgen. DiGA-VertreterInnen stellen sich in Arztpraxen vor und lassen ein, zwei Gimmicks da, damit bei Verordnungen vielleicht auch mal an das eigene Produkt gedacht wird. Die Website setzt Cookies und über die SDKs unterschiedlicher Ad-Tracking-Serviceprovider wird ausgewertet, welche NutzerInnen wie auf das eigene Angebot aufmerksam geworden sind. Welche Zielgruppen welchen Content bevorzugen und wo es sich lohnt, das Werbebudget einzusetzen, wird automatisch erfasst. Und natürlich sollen die UserInnen auch wissen was für andere Produkte man selbst noch so anbietet: Kein Problem, da sind kleine Werbebanner in der DiGA, über die man sogar noch einen kleinen Rabattgutschein auslösen kann. Und um die Bannerflächen sinnvoll auszunutzen, können auch fremde Unternehmen für ihre Produkte und Dienstleistungen Werbung in der DiGA

schalten. Alles ist vorbereitet. Das ganze Portfolio des Marketings ist aus-
gebreitet. Ready to launch?

Was aus Sicht des Marketings branchenübergreifender Standard und deshalb doch eigentlich unverzichtbar ist, um konkurrenzfähig zu sein, trifft
im Bereich der Medizinprodukte und insbesondere der DiGA auf strenge,
deutlich einschränkende Spielregeln. Gesundheit ist ein hoch reglemen-
tierter Markt. Und das aus gutem Grund: Die Gesundheit des Einzelnen
und die Gesundheit der Allgemeinheit verlangen nach einem Schutz vor
Irreführung und falschen Versprechen. Wer krank ist, verbindet mit Wer-
beversprechen mitunter enorme Erwartungen in einer emotional belas-
tenden Situation. Viele PatientInnen klammern sich an einen vermeintlich letzten rettenden Strohhalm und sind bereit, enorme Kosten zu übernehmen, die sie als Nichtbetroffene als irrational ablehnen würden. PatientInnen sind in vielen Entscheidungen nicht vergleichbar frei und
autonom, wie dies in anderen Kontexten angenommen werden kann. Das
Vertrauen in Heilberufe und staatliche Schutzmaßnahmen zur Abwehr
von Gesundheitsgefahren durch unsichere Medizinprodukte ist ein hohes
Gut, dass auch über das Recht gewährleistet werden muss. Das Gute daran: Das Vertrauen in Medizinprodukte wird insgesamt, also produkt- und
anbieterübergreifend, gestärkt und alle Mitbewerber im DiGA-Markt
unterliegen denselben Rahmenbedingungen. Es gilt also, sich diese Rahmenbedingungen genau anzuschauen und innerhalb dieser über das eigene Produkt zu informieren.

9.2   Was soll schon schiefgehen? –
Rechtliche Konsequenzen

Regelmäßig werden in der Werbung rechtliche Grenzen ausgelotet oder
überschritten und das sogar teilweise ganz bewusst. Mögliche Abmahnun-
gen und rechtliche Auseinandersetzungen werden in Kauf genommen ganz
nach dem Grundsatz „Es gibt keine schlechte Publicity". Im Bereich des
Heilmittelwerberechts bewegt man sich allerdings in einem hochgradig
regulierten Umfeld mit strengen Anforderungen. Dieses Umfeld gilt auch
für DiGA. Neben den noch relativ harmlosen Unterlassungs- und Beseiti-
gungsansprüchen von Wettbewerbern kann Werbung, die gegen das **Heilmittelwerbegesetz** (**HWG**) und das **Gesetz gegen den unlauteren Wettbewerb** (**UWG**) verstößt, auch zu Gewinnabschöpfungs- und Schadens-
ersatzansprüchen führen. Das HWG kennt zudem auch die Mittel der Ein-
ziehung der Werbemittel (§ 16 HWG), der Bußgelder (§ 15 HWG) und sogar
der Geld- und Freiheitsstrafen bis zu einem Jahr (§ 14 HWG)!

Auch außerhalb des Heilmittelwerberechts gibt es Vorgaben die zu berufsrechtlichen Konsequenzen für Heilberufe und sozialrechtlichen Konsequenzen für Leistungserbringer und für Medizinproduktehersteller nach dem SGB V führen können.

Gesondert hingewiesen sei auf die speziellen Straftatbestände nach §§ 299a, 299b Strafgesetzbuch (StGB) zur Bestechlichkeit im Gesundheitswesen, die Freiheitsstrafen bis zu drei Jahren oder Geldstrafen vorsehen.

Es lohnt sich also, zumindest ein kursorisches Verständnis des Werberechts im Kontext der Gesundheitsversorgung zu entwickeln.

9.3 Heilmittelwerberecht

Das Heilmittelwerberecht funktioniert im Wesentlichen als Zusammenspiel zwischen dem (allgemeinen) Gesetz gegen den unlauteren Wettbewerb (Gesetz gegen den unlauteren Wettbewerb – UWG) und dem (heilmittelspezifischen) Gesetz über die Werbung auf dem Gebiet des Heilwesens (Heilmittelwerbegesetz – HWG).

9.3.1 UWG

Das UWG dient dem Schutz von Mitbewerbern, VerbraucherInnen sowie der sonstigen Marktteilnehmer vor unlauteren geschäftlichen Handlungen und soll zugleich das Interesse der Allgemeinheit an einem unverfälschten Wettbewerb schützen.

Besondere Bedeutung kommt § 3 UWG zu. Dieser sieht zum einen ein Verbot unlauterer geschäftlicher Handlungen vor, zum anderen beinhaltet er das sogenannte Verbraucherleitbild, das für die Beurteilung von geschäftlichen Handlungen gegenüber Verbrauchern maßgeblich ist. Der dort genannte durchschnittliche Verbraucher wird in der Rechtsprechung als ein **informierter, situationsadäquat aufmerksamer und angemessen kritischer Durchschnittsverbraucher** angesehen. Daneben gilt für Werbung, die nur auf eine bestimmte Gruppe von Verbrauchern abzielt, dass das Verständnis eines durchschnittlichen Mitglieds dieser Gruppe maßgeblich ist. Dies ist für DiGA von Relevanz, da hiermit auch besonders vulnerable Gruppen angesprochen werden, also auch **Menschen mit geistigen oder körperlichen Beeinträchtigungen** (Fritzsche 2018). Bei Werbung, die auf solche Gruppen abzielt und Mitglieder dieser täuscht, kommt es nicht darauf an, dass die Werbung nicht geeignet ist, andere, nicht der Gruppe zugehöriger Verbraucher zu täuschen. Wer also für eine DiGA, die speziell für Menschen mit Down-Syndrom entwickelt wurde in einer Art wirbt, die

diese Menschen täuschen kann, handelt auch dann rechtswidrig, wenn
Menschen ohne Down-Syndrom dadurch nicht getäuscht werden können.

Unter die in § 3 UWG genannten unlauteren Handlungen fallen all jene
Handlungen, die in den §§ 3a–7 UWG definiert sind:

- Zuwiderhandlungen gegen Vorschriften, die (auch) dem Schutz des
  Wettbewerbs dienen,
- Herabsetzen oder verunglimpfen von Wettbewerbern oder derer Pro-
  dukte oder Dienstleistungen, Nachahmungen derer Produkte oder
  gezielte Behinderung von Wettbewerbern,
- aggressive geschäftliche Handlungen, etwa Belästigung anderer
  Marktteilnehmer,
- Irreführung von Marktteilnehmern, inklusive Irreführung durch
  Unterlassung,
- Werbung, die Wettbewerber oder deren Produkte oder Dienstleistun-
  gen erkennbar macht und dabei einen unlauteren Vergleich anstellt
  sowie
- unzumutbare Belästigungen anderer Marktteilnehmer, etwa durch
  Spam-E-Mails.

Darüber hinaus sind alle im Anhang zu § 3 Absatz 3 UWG genannten geschäftlichen Handlungen als unlauter unzulässig. Hier ist im Bereich von
Medizinprodukten, somit auch für DiGA relevant, dass das Erwecken des
nicht zutreffenden Eindrucks, eine Ware sei verkehrsfähig, in der Werbung gegenüber VerbraucherInnen stets unzulässig ist. Die Anbringung
des CE-Kennzeichens auf Nicht-Medizinprodukten ist also aus werberecht-
licher Sicht verboten.

Unter den oben genannten unlauteren Handlungen ist für DiGA vor allem
der in § 3a UWG normierte Rechtsbruch von Relevanz. Die Norm besagt,
dass unlauter handelt, wer einer **gesetzlichen Vorschrift zuwiderhan-
delt**, die auch dazu bestimmt ist, im Interesse der Marktteilnehmer das
Marktverhalten zu regeln und der Verstoß geeignet ist, die Interessen von
VerbraucherInnen, sonstigen Marktteilnehmern oder Mitbewerbern spür-
bar zu beeinträchtigen. Als gesetzliche Vorschriften kommen hier insbesondere die Vorschriften des HWG in Betracht.

9.3.2 HWG

Das HWG findet Anwendung auf Werbung für Arzneimittel, Medizinprodukte und andere Mittel, Verfahren, Behandlungen und Gegenstände, soweit sich die Werbeaussage auf die Erkennung, Beseitigung oder Linderung von Krankheiten, Leiden, Körperschäden oder krankhaften Beschwerden bei Mensch oder Tier bezieht sowie operative plastisch-chirurgische Eingriffe, soweit sich die Werbeaussage auf die Veränderung des menschlichen Körpers ohne medizinische Notwendigkeit bezieht (§ 1 HWG). Da DiGA definitionsgemäß Medizinprodukte sind (s. Kap. 7.1.1 *Medizinprodukt Klasse I oder IIa*), findet also das HWG Anwendung.[48]

Bei einem ersten Blick in das – mit 17 Paragrafen sehr überschaubare – HWG, sind für DiGA-Hersteller zwei grundsätzliche Dinge zu beachten:

Zum einen sind Arzneimittel strenger reguliert als Medizinprodukte, **einige der Vorschriften sind nur für Arzneimittel relevant**. Konkret stellen §§ 3a-5, § 8 und § 10 nur auf Werbemaßnahmen für (bestimmte) Arzneimittel ab, überdies finden sich auch in den übrigen Normen einige spezielle Vorschriften, die nur Arzneimittel betreffen.

Zum anderen unterscheidet das HWG zwischen Werbung, die sich an die **Fachkreise** im Sinne des § 2 HWG wendet und Werbung, die an das sogenannte **Publikum** (außerhalb der Fachkreise) gerichtet ist. Zu den Fachkreisen gehören nicht nur die naheliegenden (Zahn-)ÄrztInnen, Psycho- und VerhaltenstherapeutInnen, ApothekerInnen und HeilpraktikerInnen, sondern auch die Angehörigen nicht approbierter Heilberufe, wie etwa Hebammen oder PhysiotherapeutInnen. Insofern die Fachkreise eine tiefere Sachkunde haben, sind sie nach der Ratio des HWG weniger schützenswert als das Publikum. Ob sich eine Werbung an die Fachkreise richtet, ergibt sich insbesondere aus dem verwendeten Medium: Werbung in Fachzeitschriften richtet sich grundsätzlich an die Fachkreise, liegen diese aber nachweislich häufig in z. B. Wartebereichen für PatientInnen aus, richtet sie sich durchaus auch an das Publikum. Werbung im Internet ist grundsätzlich Publikumswerbung, wenn sie nicht in Fachportalen nach einem Login geschaltet wird, der nur für Mitglieder der Fachkreise gegeben ist.

---

48 Digitale Gesundheitstools, die kein Medizinprodukt sind, können unter die „anderen Mittel, Verfahren, Behandlungen und Gegenstände" fallen, womit auch Werbung für diese in den Anwendungsbereich des HWG fallen.

Was ist eigentlich Werbung?

Nun stellt sich die Frage, was eigentlich Werbung im Sinne des HWG ist.
Jeder kennt Fernsehwerbung mit der beliebten Mitteilung „Zu Risiken und
Nebenwirkungen lesen Sie die Packungsbeilage und fragen Sie Ihren Arzt
oder Apotheker" (wörtlich durch § 4 Absatz 3 HWG vorgegeben) oder An-
zeigen in Magazinen mit dem Hinweis „Traditionelles pflanzliches Arzneimittel zur Anwendung bei [Blasenschwäche/Magenschmerzen/Kopf-
schmerzen/ ...] ausschließlich aufgrund langjähriger Anwendung" (§ 4
Absatz 1 Satz 2 HWG). Der Werbebegriff des HWG geht aber weit über solche offensichtlichen Werbeformen hinaus.

> Das HWG selbst definiert Werbung nicht weiter, maßgeblich ist
> hier die Definition des **Artikels 86 des Gemeinschaftskodex Hu-
> manarzneimittel.**[49] Als Werbung kann man demnach alle produkt-
> oder leistungsbezogenen Aussagen ansehen, die darauf abzielen,
> Warenabsatz oder heilmittelrechtliche Leistungsbeanspruchung
> zu fördern.

Klassischerweise sind also produktspezifische Spots in TV, Radio, auf Pla-
katen und Bannern, online, im App- oder Play Store oder in anderen Apps
vom Werbebegriff umfasst, ebenso wie produktspezifische Patientenflyer
oder Wertcoupons.

Keine Werbung sind hingegen gesetzlich vorgeschriebene Pflichtangaben,
die bloße Listung der DiGA im DiGA-VZ beim BfArM oder eine fachliche
Empfehlung oder eine Verschreibung durch ÄrztInnen und PsychotherapeutInnen. Auch die Image- und Unternehmenswerbung ohne konkreten
Produktbezug fällt nicht unter den Werbebegriff des HWG. Es gibt aber
Fälle, in denen eine Abgrenzung schwierig ist, wenn etwa nur Imagewer-
bung des DiGA-Herstellers betrieben wird, dessen Name aber unmittelbar
mit dem Produkt verknüpft wird oder mit dem Produktnamen sogar identisch ist. Ob Werbung vorliegt, ist jeweils im Einzelfall zu bestimmen,
allerdings ist der Werbebegriff grundsätzlich weit zu verstehen. Im Zweifel sollte man daher lieber prüfen, ob Verstöße gegen das HWG vorliegen
könnten und nicht vorschnell davon ausgehen, dass es sich bereits nicht
um Werbung im Sinne des HWG handelt.

---

49   Richtlinie 2001/83/EG des Europäischen Parlaments und des Rates vom 6. November 2001 zur
Schaffung eines Gemeinschaftskodexes für Humanarzneimittel.

Welche Beschränkungen gibt es?

Vorgaben gibt es für Medizinprodukte und damit auch für DiGA bezüglich irreführender Werbung (§ 3 HWG), der Verwendung von Gutachten, Zeugnissen, Zitaten (§ 6 HWG), dem Anbieten, Ankündigen und Gewähren von Werbegaben (§ 7 HWG) sowie zur Publikumswerbung und Werbung für außereuropäische Unternehmen (§ 11–13 HWG).

Unter einer **Irreführung** im Sinne des § 3 HWG versteht man das Hervorrufen einer falschen, der Wirklichkeit nicht entsprechenden Vorstellung, also einer Divergenz zwischen Bedeutungsvorstellung und Wirklichkeit. Objektiv unwahre Angaben sind stets irreführend. Es muss aber keine tatsächliche Irreführung vorliegen, bereits die Eignung zur Irreführung reicht aus, um unter das Verbot zu fallen. Dabei wird grundsätzlich auf das Verständnis des oben genannten durchschnittlich informierten und verständigen Werbeadressaten, der der Werbung eine der Situation angemessene Aufmerksamkeit entgegenbringt abgestellt. Auch das Weglassen von wesentlichen Angaben, etwa über Risiken und Nebenwirkungen der Nutzung einer DiGA kann irreführend sein.

Ein wesentliches Paradigma der Irreführung im Heilmittelwerberecht ist das sogenannte **Strengeprinzip**: In Anbetracht der Bedeutung des zu schützenden Gutes, der Gesundheit, gelten für die Richtigkeit, Eindeutigkeit und Klarheit von Werbeaussagen mit Gesundheitsbezug sehr hohe Anforderungen. Dieses Strengeprinzip drückt sich in der gerichtlichen Praxis insbesondere durch die Forderung nach sehr hoher Evidenz für Werbeaussagen aus: Der Bundesgerichtshof geht in ständiger Rechtsprechung davon aus, dass Werbeaussagen mit veröffentlichten, randomisierten, Placebo-kontrollierten Doppelblindstudien mit adäquater statistischer Auswertung zu untermauern seien (vgl. z. B. BGH Urteil vom 06.02.2013 – I ZR 62/11 [KG]). Diese Anforderung geht damit weit über das hinaus, was medizinprodukterechtlich und sozialrechtlich als Evidenznachweis für DiGA gefordert ist. Zum gegenwärtigen Zeitpunkt ist unklar, ob diese strengen, auf Arzneimittel bezogenen Maßstäbe auch für DiGA zur Anwendung kommen. Im Kern bleibt jedoch zu konstatieren, dass bei Werbeaussagen zu DiGA besonders auf die zugrundeliegende Evidenz zu achten ist.

Werbeaussagen mit Gesundheitsbezug können irreführend sein, wenn die Aussagen nicht auf hinreichend gute Evidenz gestützt sind. Der Anspruch an die nötige Evidenz ist im Werberecht höher als im Medizinprodukte- und Sozialrecht. Es ist für DiGA-Hersteller dringend geboten, keine Werbeaussagen zu machen, die nach wissenschaftlichen Maßstäben nicht nachgewiesen sind.

Ein Verstoß gegen das Verbot irreführender Werbung ist gemäß § 14 HWG
eine Straftat und wird mit Freiheitsstrafe bis zu einem Jahr oder mit Geld-
strafe bestraft.

Bei der Verwendung von **wissenschaftlichen oder fachlichen Gutachten
oder Zeugnissen** ist gemäß § 6 Nummer 1 HWG (§ 6 Nummer 2 gilt nicht
für Medizinprodukte) zum einen darauf zu achten, dass solche Veröffent-
lichungen nur von wissenschaftlich oder fachlich dazu berufenen Personen ausgestellt werden dürfen, also insbesondere ProfessorInnen, (Zahn-)
ÄrztInnen, ApothekerInnen und, jedenfalls gilt dies für Zeugnisse, weiteren Angehörigen der Fachkreise. Darüber hinaus sind die UrheberInnen
konkret mit Namen, Beruf etc. zu nennen. Soweit Aussagen, Tabellen
oder sonstige Darstellungen aus der Fachliteratur zu Werbezwecken herangezogen werden, ist eine wortgetreue Wiedergabe zwingend: Da bereits
kleinere Änderungen zu einer Verfälschung des Sinngehalts führen können, ist wortgetreu hier tatsächlich als inhaltlich identisch und vollständig zu verstehen. Auslassungen müssen genauso deutlich gekennzeichnet
werden wie jede andere Modifizierung (Pfohl 2020).

Das **Anbieten, Ankündigen und die Abgabe von Werbegaben mit kon-
kretem Produktbezug** ist grundsätzlich gemäß § 7 HWG unzulässig. Für
Angehörige der Fachkreise ist dementsprechend auch die Annahme solcher Werbegaben nicht zulässig. Unter Werbegaben sind nicht nur Waren,
sondern auch Leistungen und weitere wirtschaftliche Vorteile zu verstehen. So sind z. B. auch Prämienprogramme, kostenlose Untersuchungen
und Gutscheine Werbegaben im Sinne des Gesetzes. Die Norm beinhaltet
im Weiteren eine ganze Reihe an Ausnahmen von diesem grundsätzlichen
Verbot. Diese umfassen geringwertige Werbegaben, Geld- und Mengen-
rabatte, handelsübliches Zubehör, Auskünfte und Ratschläge sowie Kun-
denzeitschriften. Bei Abgabe an Angehörige der Heilberufe (hier sind tatsächlich nicht alle Angehörigen der Fachkreise gemeint) besteht eine Ausnahme von der Ausnahme: Die genannten Werbegaben sind bei Abgabe
an HeilberufsträgerInnen nur zulässig, wenn sie objektiv zur Verwendung
in der Praxis bestimmt sind.

Die zentrale Norm für Publikumswerbung ist § 11 HWG. Ausweislich Absatz 1 Satz 2 der Norm gelten für Medizinprodukte nur die Nummern 7 bis 9,
11 und 12. Die Verbote dienen dem besonderen Schutz des fachlich nicht
gebildeten Publikums und beziehen sich auf entsprechende Werbemaßnahmen, die bei Angehörigen der Fachkreise vermutlich nicht die gleiche,
absatzfördernde Wirkung hätten. Darunter fällt z. B. das Hervorrufen und
Ausnutzen irrationaler Sorgen und Ängste, die direkte Ansprache an Kin-

der oder die Verschleierung von Werbung als solcher.[50] Neben diesen Verboten der Publikumswerbung besteht mit § 12 HWG in Verbindung mit der Anlage 1 Abschnitt A ein weiteres für DiGA relevantes Verbot: Dies betrifft Werbung, die sich auf besonders infektiöse Krankheiten, Suchtkrankheiten (mit Ausnahme Nikotinsucht) und krankhafte perinatale Komplikationen bezieht.

Für digitale Medizinprodukte, die ihrer Natur nach „grenzüberschreitender" sind als physische Produkte kann überdies das Verbot der Werbung für ausländische Unternehmen nach § 13 HWG relevant sein. Ziel der Norm ist es, gegebenenfalls unzulässige Werbung im Inland zu verhindern, für die niemand verantwortlich gemacht werden könnte. Voraussetzung für Heilmittelwerbung ist also, dass der Hersteller oder Vertreiber der beworbenen Produkte in Deutschland oder – aus europarechtlichen Gründen – in einem Land der EU oder einem anderen Vertragsstaat des Europäischen Wirtschaftsraums (EWR)[51] seinen Sitz hat. Alternativ reicht auch ein Unternehmen mit Sitz im EWR oder eine natürliche Person mit gewöhnlichem Aufenthalt im Geltungsbereich, die ausdrücklich mit der Wahrnehmung von Pflichten des Werberechts betraut wurde und strafrechtlich verfolgt werden kann. Ist das nicht der Fall, ist die Werbung verboten, ungeachtet eines etwaigen Verstoßes gegen die anderen Regeln des HWG. Dies gilt natürlich nur, wenn die Werbung im Inland auch tatsächlich eine absatzfördernde Wirkung entfalten kann, das beworbene Produkt also im Inland angeboten wird. Werbung auf einer auch in Deutschland aufrufbaren Website für ein nur in den USA erhältliches Produkt fällt also z. B. nicht unter das Verbot.

9.4   Werberegelungen für DiGA

Über die Werberegeln des UWG und HWG hinaus sind spezifisch für DiGA weitere marketingrelevante Anforderungen in der DiGAV normiert. Zum einen beinhaltet § 5 Absatz 4 DiGAV ein **absolutes Verbot der Werbung innerhalb der DiGA**. Der hier genutzte Werbebegriff dürfte sich mit demjenigen des HWG weitestgehend decken. Die Begründung zu § 5 DiGAV führt dazu aus:

---

50 Warum andere Werbemaßnahmen, etwa mit bildlichen Darstellungen, die in missbräuchlicher, abstoßender oder irreführender Weise Veränderungen des menschlichen Körpers aufgrund von Krankheiten für Medizinprodukte erlaubt sein sollen, ist hingegen nicht nachvollziehbar.

51 Die Schweiz ist nicht Teil Vertragsstaat des EWR, ein Sitz dort reicht also nicht aus.

„Dem Begriff der Werbung ist dabei ein Anpreisen eines Produktes oder einer Dienstleistung mit dem Ziel der Absatzförderung immanent. Dazu gehören auch Praktiken des Umwerbens oder der Ansprache auf emotionaler Ebene mit dem Ziel der Herbeiführung einer emotionalen Entscheidung."

Abgestellt wird auch hier auf produkt- oder leistungsbezogene Werbung. Image- und Unternehmenswerbung ist damit zulässig, vorausgesetzt, es ergibt sich daraus nicht unmittelbar ein Produktbezug. Darüber hinaus wird hier nicht zwischen Eigen- und Fremdwerbung differenziert, beide Formen sind unzulässig. Das bloße Angebot der nach § 33a Absatz 1 SGB V explizit erlaubten zahlungspflichtigen Funktionserweiterungen ist keine Werbung im Sinne der DiGAV. Die Tatsache, dass DiGA generell frei von jedweder Werbung sein müssen, also auch von solcher, die nach dem HWG zulässig ist, lässt sich mit der GKV-Finanzierung von DiGA begründen: DiGA-Hersteller werden von den gesetzlichen Krankenkassen ausreichend vergütet, die Nutzung der DiGA als Werbetool ist weder wirtschaftlich notwendig noch in einem solidarisch finanzierten System erlaubt.

Wichtiger noch als das generelle Werbeverbot in der DiGA dürfte aus Marketingsicht das **Verbot von Tracking** sein. Dieses ergibt sich aus den Datenschutzanforderungen der DiGAV, konkret aus § 4 Absatz 2 und Absatz 4 DiGAV: Die erlaubten Zwecke der Datenverarbeitung mit Einwilligung der Nutzer sind abschließend in Absatz 2 aufgeführt. Darüber hinaus dürfen **auch mit Einwilligung keine Daten zu anderen Zwecken verarbeitet werden**. Konkret in Bezug auf Werbezwecke wird dies in Absatz 4 deklaratorisch bekräftigt. Damit ist ein Standard-Marketing-Tool den DiGA vollständig untersagt. Dies gilt freilich nur für die DiGA selbst, auf der Produktwebsite können – im Rahmen des Datenschutzrechts und Einwilligung vorausgesetzt – natürlich auch Nutzerdaten verarbeitet werden (zu den datenschutzrechtlichen Voraussetzungen und Beschränkungen s. Kap. 7.2.2 *Datenschutz und Datensicherheit by Design*).

„Das gesamte Gesundheitswesen digitalisiert sich schrittweise – ein neues Ökosystem entsteht und DiGA sind die Vorhut."

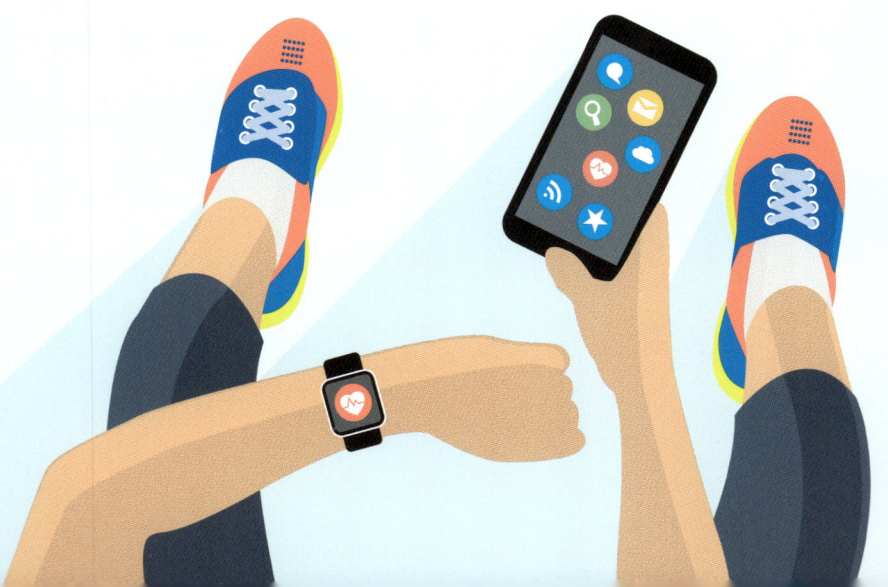

10

epA und TI – Ein Blick über den DiGA-Tellerrand

DiGA werden sich in den kommenden Jahren zu einem **festen Bestandteil der Gesundheitsversorgung** entwickeln. Sie sind aber nur ein Baustein, der seine Wirkung am besten im Zusammenspiel mit anderen Teilen der Versorgung entfaltet. Zudem müssen DiGA als Teil einer umfassenderen Digitalisierungsstrategie des gesamten Gesundheitssystems gesehen werden. Daher ist es sinnvoll, zunächst einen Blick über den DiGA-Tellerrand zu werfen. Gerade für die zukünftige Positionierung der DiGA sind einige Aspekte dieser Systementwicklung von erheblicher Relevanz.

Das Gesundheitssystem in Deutschland ist in **Sektoren** unterteilt, insbesondere in den ambulanten und den stationären Sektor. Die Sektoren unterscheiden sich grundlegend bezüglich Organisation, Regulierung und Finanzierungsströmen (s. Kap. 4 *Hallo, ich bin neu hier, wie funktioniert das deutsche Gesundheitswesen?*). Sie existieren nebeneinander und kannten lange **nur eine Form des Austauschs von Informationen** untereinander: das Papier. Eine Patientin verlässt das Krankenhaus mit einem Entlassbrief. Wenn nichts schief geht, schafft es dieser Brief zur Hausärztin oder anderen behandelnden ÄrztInnen. Die Patientin ist hier die Briefträgerin. Wenn die Patientin Glück hat, wird das Papierdokument elektronisch übermittelt – per Fax. Damit sind wir bereits am Ende der Fahnenstange der digitalen Patientenreise angekommen.

Trotz vielseitiger **Informationsbrüche** zwischen den Sektoren und den unterschiedlichen Leistungserbringern (ApothekerInnen, ÄrztInnen, PflegerInnen, PhysiotherapeutInnen etc.) funktioniert die Gesundheitsversorgung in Deutschland überraschend gut. Das liegt vor allem an einer Kombination aus Improvisationsfähigkeit und Engagement der im Gesundheitsbereich tätigen MitarbeiterInnen. Dennoch sind viele Defizite offensichtlich. Fehlende Informationen und mangelnder Überblick über das medizinische Gesamtbild eines Patienten führen zu zahllosen Doppeluntersuchungen und auch falschen Therapien. Überall existieren Dokumentationsinseln, die nicht miteinander verbunden sind. Da es ausgesprochen zeitaufwendig ist, überhaupt an relevante Informationen zu kommen, fehlt ÄrztInnen und Pflegenden häufig die Zeit für eine angemessene Betreuung ihrer PatientInnen.

Das Problem ist nicht neu! So gab die damalige Gesundheitsministerin Ulla Schmidt bereits im Jahr 2003 den Startschuss für ein Projekt, das den Aufbau einer gemeinsamen Infrastruktur, **der Telematikinfrastruktur (TI)**, zum Austausch von Informationen im Gesundheitswesen zum Ziel hatte. Um allen an der Versorgung Beteiligten einen Überblick über verordnete Medikamente zu ermöglichen, und damit mögliche risikoreiche Wechselwirkungen für PatientInnen verhindern zu können, beschloss man relevante Medikationsinformationen auf einem Chip in einer **elektronischen Gesundheitskarte (eGK)** zu speichern. Die Idee war, die eGK als zentrales Trägermedium für alle medizinisch relevanten Daten zu entwickeln. Konkret ging es in einem ersten Schritt neben dem Medikationsplan um einen Notfall-Datensatz. Für die Einführung und Umsetzung der eGK wurde die **gematik** gegründet (zunächst als gematik – Gesellschaft für Telematikanwendungen der Gesundheitskarte mbH, heute firmierend als gematik GmbH). Die eGK wurde zwar eingeführt, aber inhaltlich ist in den vergangenen 17 Jahren leider wenig bzw. gar nichts passiert.

Über die Jahre geriet das Projekt der Telematikinfrastruktur (TI) mehrfach ins Stocken. Es gab nur wenige echte Fans, stattdessen aber viele SkeptikerInnen und auch aktive AntagonistInnen. Als Gesellschafter der gematik, verantwortlich für die Umsetzung, wurden die Krankenkassen, Krankenhaus-, Apotheker- und Ärzteverbände verpflichtet. Beschlüsse mussten einstimmig erfolgen mit dem Resultat, dass so gut wie nichts beschlossen bzw. umgesetzt wurde. Das änderte sich erst mit der Übernahme von 51% der Geschäftsanteile durch das Bundesgesundheitsministerium im Mai 2019. Seitdem können die Gesellschafter auch mit einfacher Mehrheit beschließen – ein wahrhafter Befreiungsschlag für eine Tech-Gesellschaft mit über 300 MitarbeiterInnen.

gematik – Projekt Telematikinfrastruktur (TI)

Zentrale Aufgabe der gematik ist die Definition der technischen Anforderungen und Standards für die Umsetzung des Gesundheitsnetzes für die
gesetzliche Gesundheitsversorgung. Das Ziel der TI ist die sichere Ver-
netzung der verschiedenen IT-Systeme von ÄrztInnen, Krankenhäusern,
Apotheken, Pflegeeinrichtungen, etc. (s. Abb. 21). Für ein Maximum an
Sicherheit ist das Netz geschlossen und ausschließlich berechtigen (re-
gistrierten) TeilnehmerInnen vorbehalten. Die TeilnehmerInnen an der TI
identifizieren sich als Healthcare Professionals über einen elektronischen
Heilberufsausweis (eHBA), z. B. einen elektronischen Arztausweis, oder
einen Praxis-/Institutionsausweis (SMC-B) für eine Institution wie eine
Apotheke. Analog dazu haben gesetzlich Versicherte die elektronische
Gesundheitskarte (eGK). Die TI ist eines der größten IT-Projekte Europas.
Es geht um die Daten von mehr als 70 Mio. gesetzlich Versicherten und
deren Leistungserbringern. Entsprechend wichtig ist die Informations-
sicherheit bei diesem Projekt. Diesem nachvollziehbaren Bedürfnis an
Cyber Security wurden viele andere wünschenswerte Funktionalitäten
zunächst untergeordnet.

Seit 2018 werden nun schrittweise die Leistungserbringer, Arztpraxen,
Apotheken und Krankenhäuser an die TI angeschlossen. Nachdem der Prozess zunächst schleppend lief, hat die Verabschiedung gesetzlicher Fristen
dazu geführt, dass eine neue Dynamik entstand. Für den Anschluss an

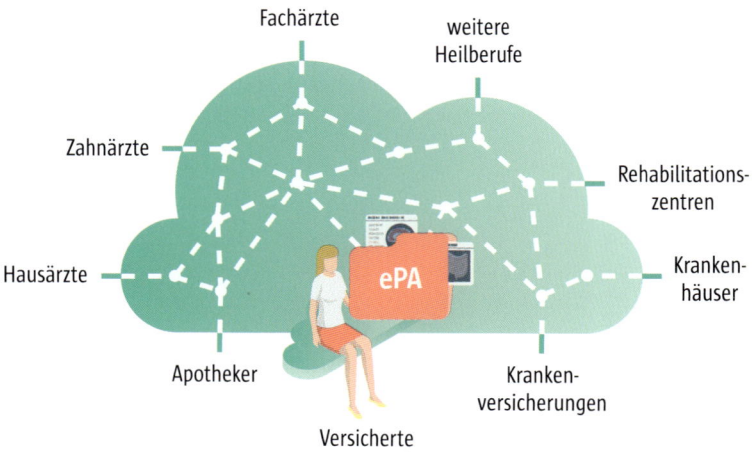

Abb. 21   Beteiligte der Telematikinfrastruktur (TI)

die TI braucht z. B. eine Arztpraxis einen Konnektor und ein spezielles Kartenterminal. Der Konnektor ähnelt einer Kryptographie-Fritzbox. Sie ist das persönliche Eintrittstor in die gemeinsame Kommunikationsinfrastruktur der gesetzlichen Gesundheitsversorgung, indem sie eine VPN-Verbindung zur TI aufbaut. Dafür – wie auch für alle anderen Komponenten – bedienen sich die Healthcare Professionals speziellen, von der gematik zertifizierten Dienstleistern, die diesen VPN-Zugangsdienst bereitstellen. Die Konnektoren durchlaufen unterschiedliche Ausbaustufen. Die darin enthaltenen Module ermöglichen Schritt für Schritt die unterschiedlichen Anwendungen, die später beschrieben werden. Die Konnektoren brauchen daher Software-Upgrades, damit sie z. B. in der Lage sein werden, ein Dokument in die elektronische Patientenakte (ePA) eines Versicherten zu laden. Daneben braucht es geeignete Kartenterminals. Über diese meldet sich die Praxis insgesamt mit ihrer Institutionenkarte (SMC-B) bei der TI an und authentifiziert sich als zugelassene Praxis. Auch die Karten der Healthcare Professionals werden dort eingelesen, damit ÄrztInnen sich im Gesundheitsnetz über die qualifizierte elektronische Signatur als solche digital ausweisen können. Für andere Healthcare Professionals, wie z. B. die Apotheken und Krankenhäuser, funktioniert das System ähnlich, auch wenn allein schon aufgrund der unterschiedlichen Größenordnungen zwischen Arztpraxen und Krankenhäusern erhebliche Unterschiede bestehen.

Infrastruktur allein schafft allerdings noch keinen Mehrwert. Es geht um den Austausch von Informationen, die für die Versorgung der PatientInnen relevant sind. Die TI wird daher auch gern als „Datenautobahn des Gesundheitswesens" bezeichnet. Die TI ist die Grundlage für verschiedene Anwendungen, die bereits eingesetzt werden oder sich derzeit im Roll-out befinden.

Als Kommunikationsinfrastruktur erfüllt die TI mehrere Aufgaben. Zunächst geht es um die Kommunikation der Leistungserbringer untereinander. Das funktionierte bislang fast ausschließlich per Brief oder Fax.

10.1 Kommunikation im Medizinwesen (KIM)

KIM ist der sichere e-Maildienst der TI zum Austausch von Nachrichten und Dokumenten unter den Leistungserbringern im Gesundheitssystem. Warum nicht Gmail oder GMX? Weil die TI den Versand medizinisch relevanter Daten mit einem Maximum an Sicherheit verbindet. KIM stellt sicher, dass Nachrichten nicht verfälscht werden, und dass Absender und Empfänger zugelassen und berechtigt sind. Alle KIM-Teilnehmer finden sich in einem zentralen Adressbuch, sodass das Suchen nach E-Mail-Adressen nicht nötig ist (gematik 2020a).

Die TI ist auch als Vehikel für die Kommunikation der Leistungserbringer mit ihren PatientInnen konzipiert. Hier gilt es allerdings, zwei Informationsträger voneinander zu unterscheiden:

1. die elektronische Gesundheitskarte (eGK) und
2. die elektronische Patientenakte (ePA).

10.2 Elektronische Gesundheitskarte (eGK)

Eingeführt 2007, hat die eGK als Nachfolgerin der Krankenversichertenkarte eine wichtige Funktion: Sie dient als Versicherungsnachweis, also als Nachweis der Berechtigung zur Inanspruchnahme von Leistungen durch GKV-Versicherte (§ 15 Absatz 2, § 291 SGB V). Über die TI kann sie elektronisch geprüft und aktualisiert werden. Diese Funktion wird auch für die Zukunft erhalten bleiben. Die eGK dient weiterhin der Authentifizierung der PatientInnen und bleibt daher ein wichtiger Bestandteil der TI. Gleichzeitig ist es möglich, medizinische Daten auf der eGK zu speichern.

10.2.1 Versichertenstammdaten-Management (VSDM)

Die sogenannten Versichertenstammdaten (Name, Geburtsdatum, Anschrift, Krankenversichertennummer und Versichertenstatus) sind auf der eGK der gesetzlich Versicherten gespeichert. Seitdem Arztpraxen und Krankenkassen an die TI angebunden sind, können diese Versichertenstammdaten online abgeglichen und aktualisiert werden, z. B. bei Adressänderungen. Das Versichertenstammdatenmanagement ist die erste funktionierende Anwendung der TI. Während die Versicherten dieser Anwendung wenig Aufmerksamkeit zumessen, ist sie für Krankenkassen und Leistungserbringer durch die Möglichkeit der Online-Aktualisierung wertvoll. Das VSDM ist die einzige verpflichtende Anwendung der TI, die bereits in Betrieb ist. Fast alle anderen Anwendungen werden für die Versicherten freiwillig sein (gematik 2020b).

10.2.2 Notfalldatenmanagement (NFDM)

Seit Mitte 2020 ist das Notfalldatenmanagement als erste medizinische Anwendung der TI in der Umsetzung. Sie ermöglicht es, dass ein Notfalldatensatz, der grundsätzliche Informationen zum Gesundheitszustand der konkreten PatientInnen, z. B. maßgebliche Diagnosen, dauerhafte Medikation, Allergien etc. umfasst, auf der eGK der jeweiligen Versicherten gespeichert wird und in der Arztpraxis regelmäßig aktualisiert werden kann. Dieser Notfalldatensatz kann dann z. B. in der Notfallambulanz im Krankenhaus oder bei anderen ÄrztInnen ausgelesen werden. Relevante Informationen über die jeweiligen PatientInnen werden so direkt verfügbar. Für das Auslesen des Notfalldatensatz benötigen ÄrztInnen einen elektronischen Heilberufsausweis (gematik 2020c).

10.2.3 Elektronischer Medikationsplan (eMP)

Wenn PatientInnen über einen längeren Zeitraum drei oder mehr verordnete Arzneimittel einnehmen, haben sie bereits seit 2016 Anspruch auf einen Medikationsplan. Den Medikationsplan erhalten PatientInnen in der Regel als Ausdruck. Das begrenzt den Nutzen bezüglich Informationsverfügbarkeit und Aktualisierung in der Zusammenarbeit zwischen ÄrztInnen und ApothekerInnen. Die Pläne gehen rasch verloren oder bleiben beim Arztbesuch aus Versehen Zuhause in der Schublade.

Ähnlich wie der Notfalldatensatz kann auch der elektronische Medikationsplan seit Sommer 2020 auf der eGK des Versicherten gespeichert werden und somit von anderen ÄrztInnen, ApothekerInnen und PsychotherapeutInnen und ihren MitarbeiterInnen ausgelesen und wenn nötig aktualisiert werden. Er vermittelt einen Überblick zu den Arzneimitteln der PatientInnen und zu ihrer Anwendung. Ähnlich wie beim Notfalldatensatz setzt die Anlage und Nutzung des eMP grundsätzlich das Einverständnis der Versicherten voraus (gematik 2020d).

10.3 Elektronische Patientenakte (ePA)

Die elektronische Patientenakte ist das Fundament der Digitalisierungsstrategie der Gesundheitsversorgung in Deutschland. In der ePA werden sämtliche medizinisch relevanten Daten einer Patientin gespeichert. Anders als die eGK ist der Speicherplatz nicht begrenzt. Die ePA ist Cloud-basiert, und muss allen Versicherten zum 01.01.2021 von ihren Krankenkassen als Infrastruktur zur Verfügung gestellt werden. Somit entwickelt sie sich gewissermaßen zum Herzen der TI. **Sie ist die Akte des Versicherten.**

Anlage und Nutzung der ePA ist grundsätzlich freiwillig. Die Versicherten entscheiden! Vorgesehen sind Datenzuflüsse aus drei Quellen:

- ÄrztInnen und alle weiteren Leistungserbringer,
- die PatientInnen selbst,
- die Krankenkassen.

Die ePA wird den Versicherten von ihrer Krankenkasse als ePA-App ab Januar 2021 angeboten. Über die App können die Versicherten nicht nur ihre Daten einsehen, sondern diese auch für andere ÄrztInnen, ApothekerInnen, PsychotherapeutInnen etc. freigeben. Neben Befunden und Diagnosen kann die ePA auch Laborergebnisse, den Impfpass und z. B. das Zahnbonusheft umfassen. Durch die ePA sind PatientInnen nicht mehr Träger von Papierinformationen, sondern halten mit der ePA den Schlüssel in der Hand, alle relevanten Informationen digital mit ihren Healthcare Professionals teilen zu können, wenn PatientInnen dies wünschen. Die Krankenkassen haben dagegen keine Möglichkeit des Zugriffs auf diese Daten.

Wichtige Informationen zur individuellen Krankheitsgeschichte gehen auf diesem Wege nicht mehr verloren. Die ePA ermöglicht mit ihren Funktionen mehr Kollaboration zwischen den unterschiedlichen Healthcare Professionals. Wo heute Informationen fehlen oder mühsam per Telefon oder Fax beschafft werden müssen, wird die ePA unter Kontrolle des Patienten den Informationsfluss erleichtern.

Die ePA ist zwar eine App, aber natürlich keine DiGA. Dennoch ist sie für DiGA-Hersteller ausgesprochen relevant:

- DiGA-Hersteller sind ab Januar 2021 dazu verpflichtet, einen Export der Daten aus der DiGA für die weitere Nutzung zu ermöglichen. Dabei sollen Hersteller bereits die Standards und Profile der ePA verwenden.
- Umgekehrt ermöglicht die ePA über den Versicherten auch den Export von DiGA-relevanten Daten. Dabei sollte berücksichtigt werden, dass die ePA eine freiwillige Anwendung ist und nicht jeder Versicherte – erst recht nicht von Beginn an – eine ePA haben wird.

Die Daten können von Versicherten allen Healthcare Professionals und/oder Anwendungen zur Verfügung gestellt werden. Damit wird die ePA das Fundament der voll digitalen Patientenreise. Die Notfalldaten und der elektronische Medikationsplan werden zunächst auf der elektronischen Gesundheitskarte (eGK) gespeichert. Hat der Patient auch eine ePA, wird – auf Wunsch des Patienten – eine Kopie der beiden Dokumente auch auf die ePA überführt. Strukturierte Medikationsdaten aber auch Allergien und Unverträglichkeiten aus diesen Dokumenten können auch für eine DiGA interessant sein (vgl. u. a. gematik 2020e).

Das Gesundheitssystem befindet sich als Ganzes mitten in der digitalen Transformation: Eine gemeinsame Kommunikationsinfrastruktur mit Anwendungen wie dem elektronischen Medikations-

plan und Notfalldaten werden für mehr als 70 Mio. ebenso Realität wie die elektronische Patientenakte. Entsprechend wichtig ist der Blick über den DiGA-Tellerrand. DiGA müssen in diese digitale Infrastruktur eingebettet sein, um ihre maximale Wirkung zu entfalten. Dabei sollte die gesamte digitale Patientenreise berücksichtigt werden. Detaillierte Informationen mit technischen Spezifikationen zu den Anwendungen der TI sind im Fachportal der gematik zusammengefasst.

10.4 Da war doch noch etwas: Das eRezept

Das elektronische Rezept sollte bereits 2006 als erste Anwendung innerhalb der TI realisiert werden. Daraus wurde nichts – auch fast 15 Jahre später verlassen PatientInnen Arztpraxen mit Papierrezepten. Seit Sommer 2019 sind verschiedene Gesetze in Kraft getreten, die einen klaren Fahrplan für die Einführung des eRezeptes aufzeigen: Ab 2022 löst das eRezept das Papierrezept ab. PatientInnen können weiterhin einen Ausdruck ihres elektronischen Rezepts erhalten, sollten sie nicht mit der elektronischen Variante umgehen wollen (s. Abb. 22).

Verordnen ÄrztInnen ein Arzneimittel oder eine DiGA, erstellen sie ein elektronisches Rezept und signieren dieses mit ihrem elektronischen Heilberufsausweis. Danach wird das eRezept auf einem zentralen eRezept-Server der gematik abgelegt. Für die PatientInnen wird über die eRezept-App der gematik ein Schlüssel generiert, ein sogenannter **Token**. Alternativ ist der Token auch als Ausdruck verfügbar. Der Token wird von den PatientInnen an die Apotheke seiner Wahl (vor Ort oder online) entweder

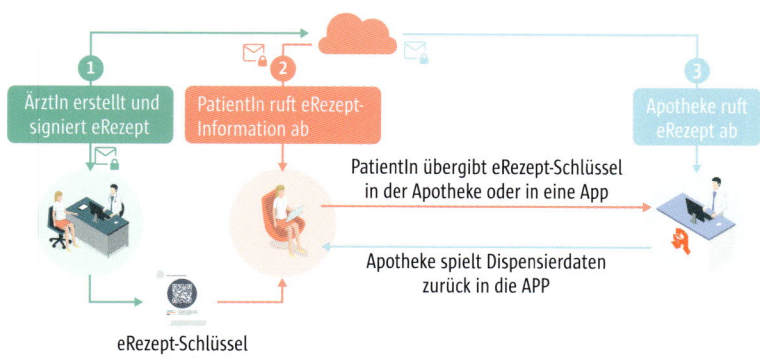

eRezept-Schlüssel
als Ausdruck

ÄrztIn erstellt und signiert eRezept

PatientIn ruft eRezept-Information ab

Apotheke ruft eRezept ab

PatientIn übergibt eRezept-Schlüssel in der Apotheke oder in eine App

Apotheke spielt Dispensierdaten zurück in die APP

Abb. 22 Übersicht zum eRezept

direkt oder über eine mit Sekundärdiensten aufgeladene Apotheken-App weitergegeben. Die Apotheke kann mit dem Token (in Papierform oder elektronisch übermittelt) das Rezept auf dem zentralen gematik-Server abrufen und das Medikament aushändigen. Die Daten zum ausgehändigten Medikament (Dispensierdaten) fließen von der Apotheke zurück zu den PatientInnen, um z. B. eine Medikationsübersicht zu vervollständigen. Diese Daten können PatientInnen wiederum mit ihren Healthcare Professionals teilen.

Die ersten DiGA werden noch auf Papierrezepten verordnet. Dafür wurde zwischen Krankenkassen und Herstellern ein Verfahren entwickelt. Das Verfahren ist der Versuch einen Verordnungsprozess aufzusetzen, der so digital wie möglich ist und so weit wie möglich auf bestehende Strukturen aufsetzt. (s. Kap. 8.3 *Von der Verordnung zur DiGA*) Da das eRezept ab Januar 2022 verpflichtend ist, ist der bislang definierte Prozess nur eine Interimslösung. Die Vorbereitungen für die Verordnung von DiGA über das eRezept und die eRezept-App der gematik laufen bereits (s. Abb. 22).

Das eRezept wird ab Einführung auch für DiGA relevant. Das wird auch den Verordnungsprozess für die DiGA verändern. Informationen zur Spezifikation des eRezept und z. B. zu Schnittstellenanforderungen sind bei der gematik oder den relevanten Herstellerverbänden abrufbar.

„Ein nächster Schritt ist getan – mit großen Potenzialen und großer Verantwortung."

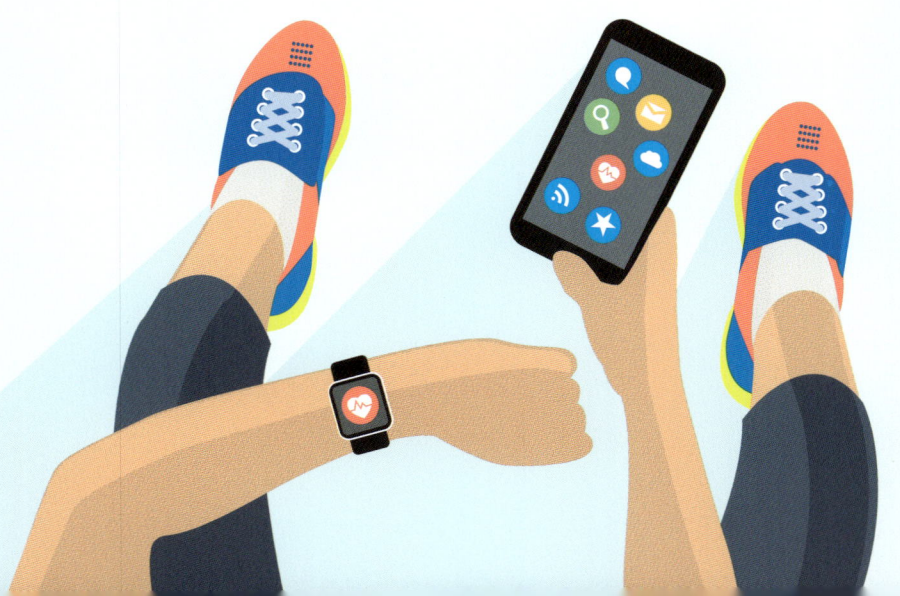

11

Zusammenfassung und Ausblick

Der DiGA-Fast-Track ist ein mutiger Schritt, um digitalen Innovationen einen strukturierten Zugang zum deutschen Gesundheitswesen zu ermöglichen. Der Fast-Track wird das bislang eher starre, oftmals analoge System an vielen einzelnen Punkten auflockern, wird patientenzentrierte Ansätze unter Berücksichtigung von Alltagsrealitäten in die Versorgung bringen und damit Gesundheitsversorgung auch außerhalb von Praxisräumen oder Klinikbetten in den Alltag der Menschen integrieren. Das ist ein wichtiger Impuls, aber er digitalisiert noch lange nicht das gesamte System.

Neu ist, dass die Politik iterativ vorgeht, quasi „agile Gesetzgebung" ausprobiert, in deren Rahmen eine Hunderprozent-Lösung zum Start erst gar nicht angestrebt wird. Vielmehr besteht die Einsicht, dass man sich schrittweise einer neuen Realität annähert, zwischen den Schritten lernt, bei Bedarf auch bereits Beschlossenes wieder zurücknimmt, da es in der Realität nicht den gewünschten Effekt brachte. Diese Vorgehensweise des Ausprobierens und raschen Sammelns von Erfahrungen gewinnt an Zuspruch; so unterstützt beispielsweise auch die Bundesärztekammer diese neue Kultur (BÄK 2020).

Dabei ist es ein kaum erprobter Ansatz in unserem Land der IngenieurInnen und PerfektionistInnen, in dem bisher stets so lang gewerkelt wurde bis eine „perfekte" Gesamtlösung stand, auf die sich alle Stakeholder als kleinsten gemeinsamen Nenner verständigen konnten und deren Weg oftmals viele Jahre dauerte, sodass die dann präsentierte Lösung nicht mehr zur aktuellen Zeit passte.

Das deutsche Gesundheitswesen wird sich aber nur nachhaltig digitalisieren, wenn neben dem DiGA-Fast-Track die TI sowie Anreize und Use Cases für die elektronische Patientenakte geschaffen werden. Ohne eine sichere Dateninfrastruktur werden all die Potenziale einer digitalisierten Gesundheitsversorgung nicht genutzt werden können. Nur wenn Daten miteinander kombiniert werden, jeweils mit Zustimmung der Versicherten, können aus Silos lernende Systeme werden, können Wechselwirkungen von Medikamenten, Doppel- oder Fehluntersuchungen, Systembrüche zwischen ambulanter oder stationärer Versorgung vermieden oder überwunden werden.

Der Fast-Track ist ein wichtiger erster Schritt und Scheitern oder Gelingen werden ganz wesentlich die weitere öffentliche wie fachliche Diskussion zur Notwendigkeit der Digitalisierung im Gesundheitswesen beeinflussen. Sobald auch nur ein DiGA-Hersteller nicht regelkonform mit Gesundheitsdaten umgeht oder wegen mangelnder IT-Sicherheit leicht gehackt wird, oder auch nur ein Hersteller unverhältnismäßig hohe Preise für seine DiGA verlangt, steht nicht nur die gesamte DiGA-Branche am Pranger, sondern wird sehr schnell die Digitalisierung des Gesundheitswesens grundsätzlich in Zweifel gezogen. Man sollte nicht vergessen, dass der ambulante Sektor sich zwar schrittweise digitalisiert, der stationäre Sektor jedoch aufgrund von ausgebliebenen Investitionen u. a. in digitale Infrastruktur noch einen weiten Weg vor sich hat. Auch dieser Weg zeichnet sich jedoch mit dem KHZG ab. Umso wichtiger ist es, die Healthcare Professionals auf dieser Reise hin zu einer digital unterstützten Versorgung auf Augenhöhe mitzunehmen.

Man sollte sich keine Illusionen machen. Ein System, welches 15 Jahre die Digitalisierung weitgehend verschleppt und verzögert hat, wird sich nicht plötzlich reibungslos um 180° drehen. All die Entscheider, die in den letzten 1,5 Jahrzehnten sehr zufrieden waren, dass alles blieb wie es war, und die mit ihren Produkten und Lösungen im „alten" System sehr gute und vor allem sichere Geschäftsmodelle mit zahlreichen Markteintrittshürden aufgebaut haben, werden den neuen Akteuren nicht freiwillig das Feld überlassen.

Eine weitere Herausforderung könnte die Ansprache und nachhaltige Motivation der PatientInnen sein, die mit den bisher zur Verfügung stehenden Mitteln der Prävention, Disease-Management-Programmen etc. kaum erreicht wurden. Hier liegt eine große Chance für DiGA. Insbesondere Menschen, die für einen gesundheitsbewussten Lebenswandel bisher nicht empfänglich waren, sich für Präventionsprogramme nicht interessierten und auch Ratschläge von ÄrztInnen häufig nicht beachteten, könnten über Apps und Co. angesprochen, begeistert und dauerhaft motiviert werden. „Nudging via Gamification" kann etwa dazu beitragen, gesundheitsbewusste Lebensweisen mit der Lebensrealität vieler Menschen zu verknüpfen. So könnte man Gesundheitskompetenz dort stärken, wo sie bisher fehlt. Das ist eine der wesentlichen Herausforderungen des Gesundheitswesens. Aufklärung und Sensibilisierung in Kindergärten, Schulen und Ausbildungsstätten können durch digitale Technologien klug erweitert und verstärkt werden. Es ist zielführend, Gesundheitsinformationen so aufzubereiten, dass sie allgemeinverständlich sind und es einfacher wird, sich in der Gesundheitsversorgung zurecht zu finden oder Behandlungsanweisungen zu folgen.

DiGA haben dabei einen bedeutenden Vorteil: Ihr Trägermedium ist nicht klinikgrün oder rezeptrosa, muss nicht gesondert beschafft oder neu in den Alltag integriert werden, sondern ist bereits Teil ihres Lebens: Consumer Electronics. Auch Menschen, die weit weg von einem gesundheitsbewussten Leben und einem mündigen Umgang mit ihrer Gesundheit sind, verfügen über TV, Smartphone, Kopfhörer, oftmals auch schon Smart Speaker. Pokémon Go ist die – trotz der bisweilen damit assoziierten Unfälle (Erdmann et al. 2017) – bisher weltweit wohl erfolgreichste Gesundheits-App (Mensgear 2020), weil sie diejenigen zu Bewegung und frischer Luft animiert, die ansonsten nicht jeden Tag Spaziergänge antreten. Ähnlich könnten in Zukunft DiGA stärker als bisher die Milieus ansprechen, die vom klassischen Gesundheitswesen bisher kaum oder nur sehr aufwendig erreicht wurden, wenn sie auf Consumer Electronics dank Gamification niederschwellig Gesundheitslösungen anbieten und bereits Teil des Alltags sind. Gelingt dies nachweisbar, dürfte auch die Vergütung rentabel für die Entwickler dieser Lösungen sein. Dabei sind Apps sicherlich nicht das Ende der Entwicklung. Interfaces ändern sich und so wird z. B. die zunehmende Verbreitung von Voice als Interaktionsmedium (statt Display-Tippen) zur Verbreitung von DiGA auch bei weniger technikaffinen Menschen beitragen.

Wenn der Fast-Track insgesamt gelingt, wenn BürgerInnen aller Alters- und sozialer Gruppen Gesundheitsversorgung in ihrem Alltag erleben, selbst aktiv Daten erheben können, um bessere Arztgespräche zu führen, dann wird dies Projekten wie der ePA, dem eRezept oder der Digitalisierung von Krankenhäusern einen erheblichen Schub geben.

Und dann? Deutschland strebt gerade auf europäischer Ebene die Schaffung eines EU-Gesundheitsdatenraums an. Das könnte der Grundstein für ein einmaliges Digital-Health-Ökosystem werden, in dem digitale Gesundheit europaweit nicht einheitlich aber doch zumindest harmonisiert und interoperabel wird. In dem die Erstattung in der Regelversorgung in Deutschland als DiGA auch den Markteintritt in Italien oder Frankreich deutlich erleichtert. Und in dem digitale Gesundheitstools zum Einsatz kommen, die unseren europäischen Wertevorstellungen entsprechen.

Deutschland und Europa eint die gemeinsame Vorstellung, dass das Individuum entscheiden sollte, was mit seinen Daten geschieht, nicht Markt oder Staat. Im Wettstreit der Systeme mit sehr konträren Vorstellungen der Zukunft könnte Europa auf dem Gesundheitssektor zeigen, wie ein Weg aussieht, bei dem die BürgerInnen im Mittelpunkt stehen. Wie großartig wäre das?

Wir AutorInnen dieses Buches bedanken uns für das Interesse an der Thematik. Wir hoffen etwas Licht ins Dunkel gebracht zu haben, aber auch die Begeisterung für digitalisierte Gesundheit weitergetragen zu haben. Denn es liegt an uns allen, etwas Großartiges daraus zu machen.

Viel Erfolg!

Literatur

Amboss (2020) Studientypen der medizinischen Forschung. URL: https://www.amboss.com/de/wissen/Studientypen_der_medizinischen_Forschung (abgerufen am 27.08.2020)

Barmer (2018) Digitalisierung – Mit Apps Schwerhörigkeit vorbeugen. URL: https://www.barmer.de/presse/presseinformationen/pressemitteilungen/presse-archiv-2018/digitalisierung–mit-apps-schwerhoerigkeit-vorbeugen-166866 (abgerufen am 27.08.2020)

BfArM (2020a) Orientierungshilfe „Medical Apps". URL: https://www.bfarm.de/DE/Medizinprodukte/Abgrenzung/MedicalApps/_artikel.html (abgerufen am 27.08.2020)

BfArM (2020b) Antrag auf Klassifizierung und/oder Abgrenzung. URL: https://www.bfarm.de/DE/Medizinprodukte/Abgrenzung/Antragstellung/_node.html (abgerufen am 27.08.2020)

BfArM (2020c) Das Fast Track Verfahren für digitale Gesundheitsanwendungen (DiGA) nach § 139e SGB V. Ein Leitfaden für Hersteller, Leistungserbringer und Anwender. URL: https://www.bfarm.de/SharedDocs/Downloads/DE/Service/Beratungsverfahren/DiGA-Leitfaden.pdf?__blob=publicationFile (abgerufen am 27.08.2020)

BfArM (2020d) Digitale Gesundheitsanwendungen. URL: https://www.bfarm.de/DE/Medizinprodukte/DVG/_node.html (abgerufen am 27.08.2020)

BfArM (2020e) Fast-Track-Verfahren für DiGA. Antragsportal. URL: https://diga.bfarm.de/antrag/de (abgerufen am 27.08.2020)

BfArM (2020f) Beratung durch das BfArM. URL: https://www.bfarm.de/DE/BfArM/OrganisationAufgaben/Beratungsverfahren/_node.html (abgerufen am 27.08.2020)

BfArM (2020g) Kick-off Meeting & Beratung durch Innovationsbürobeim Bundesinstitut für Arzneimittel und Medizinprodukte(BfArM). Erläuterungen für Antragsteller (Version 4) 2. Juli 2020. URL: https://www.bfarm.de/SharedDocs/Downloads/DE/Service/Beratungsverfahren/Erlaeuterungen_fuer_Antragsteller.pdf?__blob=publicationFile&v=8 (abgerufen am 27.08.2020)

BfArM (2020h) Kick-off Meeting durch das Innovationsbüro. URL: https://www.bfarm.de/DE/BfArM/OrganisationAufgaben/Beratungsverfahren/Innovationsbuero/_node.html (abgerufen am 27.08.2020)

bitkom (2020) Deutschlands Patienten fordern mehr digitale Gesundheitsangebote. URL: https://www.bitkom.org/Presse/Presseinformation/Deutschlands-Patienten-fordern-mehr-digitale-Gesundheitsangebote (abgerufen am 27.08.2020)

BMJ (2012) Joint BMJ/Telegraph investigation exposes flaws in regulation of medical devices. URL: https://www.bmj.com/press-releases/2012/10/23/joint-bmj-telegraph-investigation-exposes-flaws-regulation-medical-devices (abgerufen am 27.08.2020)

Booth CM, Tannock F (2014) Randomised controlled trials and population-based observational research: partners in the evolution of medical evidence. BJC 110, 551–555. doi: 10.1038/bjc.2013.725. URL: https://www.nature.com/articles/bjc2013725 (abgerufen am 27.08.2020).

BSI (2020) IT-Grundschutz. URL: https://www.bsi.bund.de/DE/Themen/ITGrundschutz/itgrundschutz_node.html (abgerufen am 27.08.2020)

Bundesärztekammer (BÄK)(2020) Digitale Transformation in der Medizin in Pandemiezeiten (Behandlung – Information – Kommunikation – BIK) – Erfahrungen und Perspektiven, Beschluss des Vorstands vom 20.05.2020. URL: https://www.bundesaerztekammer.de/fileadmin/user_upload/downloads/pdf-Ordner/Positionen/2020-05-20_Digitale_Transformation_in_der_Medizin_in_Pandemiezeiten-BIK.pdf (abgerufen am 27.08.2020)

Bundesministerium für Gesundheit (BMG) (2020) Digitale-Gesundheitsanwendungen-Verordnung (DiGAV). URL: https://www.bundesgesundheitsministerium.de/service/gesetze-und-verordnungen/guv-19-lp/digav.html (abgerufen am 27.08.2020)

Canhão HL, Zejnilovicand PO (2017) Revolutionising Healthcare by Empowering Patients to Innovate. European Medical Journal Innov,1(1):31–34

Cochrane (2020) PICO ontology. URL: https://linkeddata.cochrane.org/pico-ontology (abgerufen am 27.08.2020)

DIMDI (2020a) ICD-10-GM. URL: https://www.dimdi.de/dynamic/de/klassifikationen/icd/icd-10-gm/ (abgerufen am 27.08.2020)

DIMDI (2020b) Diagnosenthesaurus. URL: https://www.dimdi.de/dynamic/de/klassifikationen/icd/icd-10-gm/historie/diagnosenthesaurus/ (abgerufen am 27.08.2020)

DIMDI (2020c) ICD-10-GM Version 2020. URL: https://www.dimdi.de/static/de/klassifikationen/icd/icd-10-gm/kode-suche/htmlgm2020/ (abgerufen am 27.08.2020)

DSK (2018) Kurzpapier Nummer 5 Datenschutz-Folgenabschätzung nach Artikel 35 DS-GVO, Stand: 17.12.2018. URL: https://www.datenschutzkonferenz-online.de/media/kp/dsk_kpnr_5.pdf (abgerufen am 27.08.2020)

Düsseldorfer Kreis (2014) Orientierungshilfe zu den Datenschutzanforderungen an App-Entwickler und App-Anbieter. Stand 16. Juni 2014. URL: https://www.lda.bayern.de/media/oh_apps.pdf (abgerufen am 27.08.2020)

Erdmann E, Loos A, Beuth P (2017) Tod durch Statistik. ZEIT ONLINE. URL: https://www.zeit.de/digital/mobil/2017-11/studie-pokemon-go-todesopfer-milliardenschaeden/komplettansicht (abgerufen am 27.08.2020)

FDA (2019) Real World Evidence. Real-world data (RWD) and real-world evidence (RWE) are playing an increasing role in health care decisions. URL: https://www.fda.gov/science-research/science-and-research-special-topics/real-world-evidence (abgerufen am 27.08.2020)

Fritzsche J (2018) UWG § 3 Rn. 6 In: Spickhoff (Hrsg.) Medizinrecht. Beck München

G-BA (2020) Richtlinie des Gemeinsamen Bundesausschusses zur Zusammenführung der Anforderungen an strukturierte Behandlungsprogramme nach § 137f Absatz 2 SGB V (DMP-Anforderungen-Richtlinie/DMP-A-RL). URL: https://www.g-ba.de/downloads/62-492-2202/DMP-A-RL_2020-01-16_iK-2020-07-01.pdf (abgerufen am 27.08.2020)

gematik (2020a) Sicherer E-Mail- und Datenaustausch. URL: https://www.gematik.de/anwendungen/kim/ (abgerufen am 27.08.2020)

gematik (2020b) Telematikinfrastruktur – das digitale Gesundheitsnetz für Deutschland. URL: https://www.gematik.de/telematikinfrastruktur/ (abgerufen am 27.08.2020)

gematik (2020c) Im Notfall hilfreich. URL: https://www.gematik.de/anwendungen/notfalldaten/ (abgerufen am 27.08.2020)

gematik (2020d) Medikationsdaten immer aktuell. URL: https://www.gematik.de/anwendungen/e-medikationsplan/ (abgerufen am 27.08.2020)

gematik (2020e) ePA holt Patienten mit ins Team. URL: https://www.gematik.de/anwendungen/e-patientenakte/ (abgerufen am 27.08.2020)

Hansen M (2019) DS-GVO Artikel 36 Rn. 9. In: Wolff, Brink (Hrsg.) BeckOK Datenschutzrecht. Beck München

Held U (2010) Welche Arten von Studiendesigns gibt es und wie werden sie korrekt eingesetzt? Schweiz MedForum, 10(41):712–714

Hemkens L (2018) How Routinely Collected Data for Randomized Trials Provide Long-term Randomized Real-World Evidence, JAMA Netw Open, 1(8):e186014. doi:10.1001/jamanetworkopen.2018.6014. URL: https://jamanetwork.com/journals/amanetworkopen/fullarticle/2719124 (abgerufen am 27.08.2020)

hih (2020a) „Besser als gedacht" – Videosprechstunde etabliert sich bei Ärzt:innen und Psychotherapeut:innen. URL: https://hih-2025.de/besser-als-gedacht-videosprechstunde-etabliert-sich-bei-aerztinnen-und-psychotherapeutinnen/ (abgerufen am 27.08.2020)

hih (2020b) Nerdige Nachmittage. URL: https://hih-2025.de/webinar-reihe-kais-nerdige-nachmittage/ (abgerufen am 27.08.2020)

Institut der Kasseler Stottertherapie (2018) Die Entwicklung der Kasseler Stottertherapie. URL: https://www.kasseler-stottertherapie.de/institut/entwicklung-der-kst/ (abgerufen am 27.08.2020)

International Medical Device Regulators Forum (IMDRF) (2014) "Software as a Medical Device": Possible Framework for Risk Categorization and Corresponding Considerations. URL: http://www.imdrf.org/docs/imdrf/final/technical/imdrf-tech-140918-samd-framework-risk-categorization-141013.pdf#search=%22Possible%20Framework%20for%20Risk%20Categorization%20and%20Corresponding%20Considerations%22 (abgerufen am 27.08.2020)

Kanstrup A, Bertelsen P, Nohr C (2015) Patient innovation: an analysis of patients' designs of digital technology support for everyday living with diabetes, Health Information Management Journal, 44(1):12–20

Kassenärztliche Bundesvereinigung (KBV) (2020) Online-Version des EBM. URL: https://www.kbv.de/html/online-ebm.php (abgerufen am 27.08.2020)

Kessler H (2015) Kurzlehrbuch Medizinische Psychologie und Soziologie. 3. Aufl. Thieme Stuttgart

Keßler N, Zindler J (2012) Sind nur Produkte mit medizinischer Zweckbestimmung Medizinprodukte? MPR, 186, 188

Kircher P (2020) § 139e Rn. 21. In: Becker, Kingreen (Hrsg.) SGB V – Gesetzliche Krankenversicherung: Kommentar. Beck München

Knöppler K, Hesse S, Ex P (2018) Transfer von Digital-Health-Anwendungen in den Versorgungsalltag – Teil 4: Wirksamkeitsnachweis und Nutzenbewertung – Kontext, Methoden und Integration in die agile Produktentwicklung. URL: https://www.bertelsmann-stiftung.de/fileadmin/files/BSt/Publikationen/GrauePublikationen/DH-Transfer_Wirksamkeitsnachweis_Nutzenbewertung.pdf (abgerufen am 28.08.2020)

Lungstras AB (2020) § 33 Rn. 31–35. In: Becker, Kingreen (Hrsg.) SGB V – Gesetzliche Krankenversicherung: Kommentar. Beck München

Mensgear (2020) Why Pokemon GO app is the Best Health App. URL: https://mensgear.net/pokemon-go-app-best-health-app/ (abgerufen am 27.08.2020)

Nier H (2017) So lang dauert ein Arztbesuch weltweit. statista.com. 12.12.2017. URL: https://de.statista.com/infografik/12220/durchschnittliche-dauer-einer-aerztlichen-untersuchung-weltweit/ (abgerufen am 27.08.2020)

OpenAPS (2019) What is #OpenAPS? URL: https://openaps.org/what-is-openaps/ (abgerufen am 27.08.2020)

Pfohl M (2020) HWG § 6 Rn. 10. In: Erbs, Kohlhaas (Hrsg.) Strafrechtliche Nebengesetze, 231 EL. Beck München

Rehmann W (2018) § 3 Rn. 1. In: Rehmann, Wagner (Hrsg.) Medizinproduktegesetz (MPG) Beck München

Röhrig B, Prel, J-B, Blettner M (2009) Studiendesign in der medizinischen Forschung – Teil 2 der Serie zur Bewertung wissenschaftlicher Publikationen. Dtsch Arztebl Int, 106(11):184–9,. doi: 10.3238/arztebl.2009.0184. URL: https://www.aerzteblatt.de/archiv/63755/ Studiendesign-in-der-medizinischen-Forschung (abgerufen am 27.08.2020)

Roters D (2020) SGB V § 12, Rn. 23ff. In: Körner, Leitherer, Mutschler, Rolfs (Hrsg.) Kasseler Kommentar Sozialversicherungsrecht, 109. EL. Beck München

Røtnes R, Staalesen PD (2009) New methods for user driven innovation in the health care sector. Nordic innovation center. URL: http://www.diva-portal.org/smash/get/ diva2:707163/FULLTEXT01.pdf (abgerufen am 28.08.2020)

Schleucher N, Barth J, Krämer I (Hrsg.) (2015) Vademecum für die Onkologie. Zuckschwerdt München

Schmidt-Wetter R (1975) Vademecum für Pharmazeuten. ECV Editio Cantor Aulendorf

statista (2016) Downloads und aktive Nutzer von Pokémon GO in Deutschland 2016. URL: https://de.statista.com/statistik/daten/studie/590645/umfrage/downloads-und-aktive-nutzer-von-pokemon-go-in-deutschland/ (abgerufen am 27.08.2020)

Thelen P (2018) Digitale Diagnose für Patienten – Versicherungsamt blockiert Gesundheits-Apps. handelsblatt.com, 11.10.2018. URL: https://www.handelsblatt.com/politik/ deutschland/digitalisierung-digitale-diagnose-fuer-patienten-versicherungsamt-blockiert-gesundheits-apps/23174484.html?ticket=ST-4837429-p9aCtbl1aBBX1JcnrUAh-ap5 (abgerufen am 27.08.2020)

Tschirsich M (2020) Keynote auf der hih DiGA Sprechstunde & Researchathon am 27.02.2020 in Heidelberg. URL: https://www.youtube.com/watch?v=kPgWxN5mp7I, ab 01:18:41 (abgerufen am 27.08.2020)

von Hippel E (1988) The sources of Innovation. Oxford University Press New York

Ziegner H (1919) Vademecum der speziellen Chirurgie und Orthopädie für Ärzte. Vogel Leipzig

Weiterführende Links

ARGE·IK – Arbeitsgemeinschaft Institutionskennzeichen. URL: https://www.dguv.de/arge-ik/ index.jsp (abgerufen am 27.08.2020)

Clusterbusters. URL: https://clusterbusters.org/about/ (abgerufen am 27.08.2020)

G-BA – Der Gemeinsame Bundesausschuss. URL: https://www.g-ba.de/ueber-den-gba/ wer-wir-sind/ (abgerufen am 27.08.2020)

HL7 FHIR – Mobile Kommunikation und mehr. URL: http://hl7.de/themen/hl7-fhir-mobile-kommunikation-und-mehr/ (abgerufen am 27.08.2020)

Abkürzungsverzeichnis

AIS	Arztinformationssystem
ARGE·IK	Arbeitsgemeinschaft Institutionskennzeichen
BAG SELBSTHILFE	Bundesarbeitsgemeinschaft Selbsthilfe von Menschen mit Behinderung, chronischer Erkrankung und ihren Angehörigen e.V.
BAGP	Bundesarbeitsgemeinschaft der Patientenstellen und -initiativen
BÄK	Bundesärztekammer
BDSG	Bundesdatenschutzgesetz
BfArM	Bundesinstitut für Arzneimittel und Medizinprodukte
BMG	Bundesministerium für Gesundheit
BSG	Bundessozialgericht
BSI	Bundesamt für Sicherheit in der Informationstechnik
CDA	Clinical Document Architecture
CEEBIT	Continuous Evaluation of Evolving Behavioral Intervention Technologies
COCOS	Corona Component Standards
DAU	Daily Active User – Kennzahl (mobiler) Anwendungen um die Nutzungsrate zu messen, oft in Kombination mit WAU und MAU
DiGA	Digitale Gesundheitsanwendung (iSd Legaldefinition des § 33a SGB V)
DiGA-VZ	Verzeichnis für digitale Gesundheitsanwendungen (iSd § 139e SGB V)
DiGAV	Verordnung über das Verfahren und die Anforderungen zur Prüfung der Erstattungsfähigkeit digitaler Gesundheitsanwendungen in der gesetzlichen Krankenversicherung (Digitale-Gesundheitsanwendungen-Verordnung)
DIGGA	„Dicker" ist ein Begriff, der ursprünglich der Hamburger Jugend- und Umgangssprache entstammt und mittlerweile große Verbreitung im deutschsprachigen Raum findet. „Dicker" ist eine Anrede für einen Freund oder Kumpel und bezieht sich nicht auf das Körpergewicht des Angesprochenen.
DIMDI	Deutsches Institut für Medizinische Information und Dokumentation, seit 2020 Teil des BfArM
DMP	Disease-Management-Programm
DRG	Diagnosis Related Groups
DRKS	Deutsches Register Klinischer Studien
DS-GVO	Datenschutz-Grundverordnung
DSFA	Datenschutz-Folgenabschätzung
DSK	Datenschutzkonferenz des Bundes und der Länder
DVG	Digitale-Versorgung-Gesetz
eAU	elektronische Arbeitsunfähigkeitsbescheinigung
EBM	Einheitlicher Bewertungsmaßstab
EbM	Evidenzbasierte Medizin
eGK	elektronische Gesundheitskarte
eHBA	elektronischer Heilberufsausweis
eMP	elektronischer Medikationsplan
ePA	elektronische Patientenakte
EU	Europäische Union

EuGH	Gerichtshof der Europäischen Union
EWR	Europäischer Wirtschaftsraum
FHIR	Fast Healthcare Interoperability Resources
G-BA	Gemeinsamer Bundesausschuss
GG	Grundgesetz für die Bundesrepublik Deutschland
GKV	Gesetzliche Krankenversicherung
GKV-SV	Spitzenverband Bund der Gesetzlichen Krankenkassen gemäß § 217a SGB V (GKV-Spitzenverband)
GOÄ	Gebührenordnung für Ärzte
GrCH	Charta der Grundrechte der Europäischen Union
hih	health innovation hub des BMG
HL7	Health Level Seven
HWG	Heilmittelwerbegesetz
IaaS	Infrastructure as a Service
ICD	International Statistical Classification of Diseases and Related Health Problems, deutsch: Internationale statistische Klassifikation der Krankheiten und verwandter Gesundheitsprobleme
IK	Institutionskennzeichen
IMDRF	Medical Device Regulators Forum
ISMS	Informationssicherheitsmanagementsystem
ISO	International Organization for Standardization
KHZG	Krankenhauszukunftsgesetz
KIM	Kommunikation im Medizinwesen
KIS	Krankenhausinformationssystem
KPI	Key Performance Indicator – wesentliche Kennzahlen, um die Performance eines Produktes/einer Lösung messen zu können
KV	Kassenärztliche Vereinigung
KVNR	Krankenversichertennummer nach § 290 SGB V
LSG	Landessozialgericht
MDD	Medical Device Directive (Medizinprodukterichtlinie)
MDR	Medical Device Regulation (Medizinprodukteverordnung)
MDSW	Medical Device Software
MOST	Multiphase Optimization Strategy
MPG	Medizinproduktegesetz
NFD	Notfalldatensatz
NFDM	Notfalldatenmanagement
ÖGD	Öffentlicher Gesundheitsdienst, bestehend aus Bundesbehörden wie dem RKI aber v. a. 380 Gesundheitsämtern in oft kommunaler Trägerschaft
PaaS	Platform as a Service
PDSG	Patientendaten-Schutz-Gesetz
PICO	Patient, Intervention, Comparison, Outcome
PKV	Private Krankenversicherung
PVS	Praxisverwaltungssystem

RCT	Randomized Controlled Trial
RKI	Robert Koch-Institut – zentrale Bundesbehörde für Infektionsschutz, Epidemiologie, Gesundheitsberichterstattung
RWD	Real World Data
RWE	Real World Evidence
SaaS	Software as a Service
SaMD	Software as a Medical Device
SDO	Standard Development Organisations
SGB	Sozialgesetzbuch (gliedert sich in 12 Bücher SGB I–SGB XII), Grundlage unseres Sozialstaats, ursprünglich von Otto von Bismarck begründet, seitdem regelmäßig ausgeweitet
SGB I	Sozialgesetzbuch Erstes Buch – Allgemeiner Teil
SGB V	Sozialgesetzbuch Fünftes Buch – Gesetzliche Krankenversicherung
SGB X	Sozialgesetzbuch Zehntes Buch – Sozialverwaltungsverfahren und Sozialdatenschutz
SMART	Sequential Multiple Assignment Randomized Treatment
SMC-B	Security Module Card Typ B, auch Praxisausweis oder Institutionsausweis genannt
SNOMED CT	Systematized Nomenclature of Medicine Clinical Terms
StGB	Strafgesetzbuch
TI	Telematikinfrastruktur
UI	User Interface
UWG	Gesetz gegen den unlauteren Wettbewerb
UX	User Experience
VSDM	Versichertenstammdatenmanagement
WAU	Weekly Active User – Kennzahl (mobiler) Anwendungen, um die Nutzungsrate zu messen, oft in Kombination mit DAU und MAU
WHO	World Health Organization